わかる！　なっとく!!

順天堂式 無痛分娩 Q&A 50

順天堂大学医学部産婦人科学講座 主任教授

竹田 省　監修

執筆

順天堂大学医学部産婦人科学講座 産科教授

板倉 敦夫

順天堂大学医学部麻酔科学ペインクリニック講座 教授

角倉 弘行

順天堂大学医学部附属順天堂医院 助産師師長

星子 英子

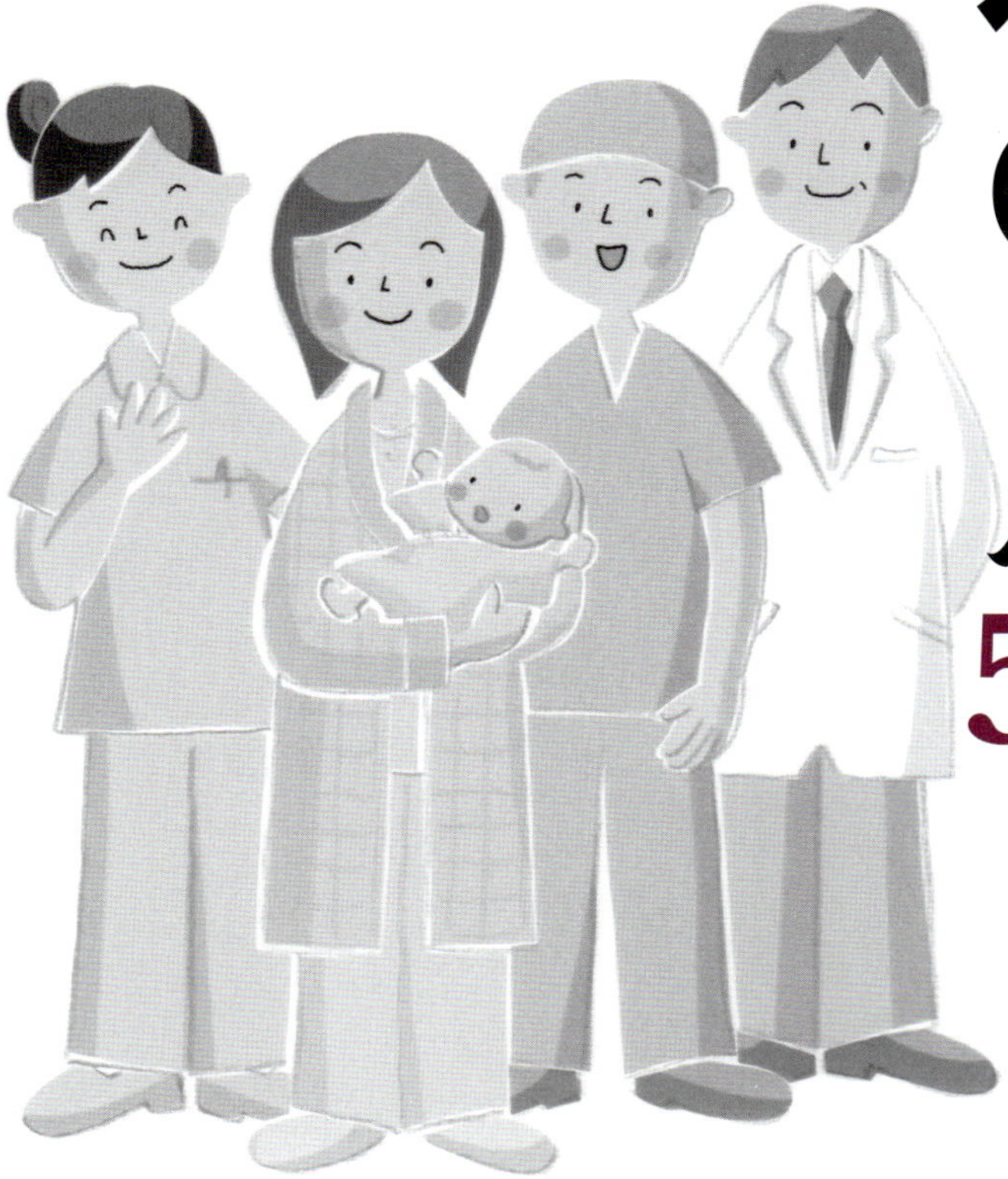

NUNC Company Limited

諸外国では一般的に行われている無痛分娩ですが、日本ではまだ十分に普及していません。その理由として、日本では「お腹を痛めて産んだ赤ちゃん」のような表現にみられるように、分娩時の痛みを乗り越えて赤ちゃんを産むことを美徳とする風潮やそのことがより良好な母児関係を築くという思い込みがあることが指摘されています。このため、日本で出産される多くの女性が、その良さを知らずに分娩時の痛みに耐えている一方で、海外で出産される日本人の多くが無痛分娩を選択し、それでも変わらず良好な母子関係を築いている事実があります。

産科医の立場からは、日本で無痛分娩が普及しない最大の理由は、一施設当たりの分娩数が少ないために無痛分娩を担当する麻酔科医を常時配置することが困難であるからだと考えています。日本の多くの分娩施設では、このような状況で無痛分娩を行うために、無痛分娩を計画分娩に制限したり、麻酔科医ではなく産科医が麻酔を担当したりしているのが現状です。しかし、これでは本当に質の高い無痛分娩は提供できませんし、安全性も担保されません。

そこで、順天堂医院では二〇一四年より、産科と麻酔科が協力して二四時間体制で無痛分娩に対応するサービスを開始いたしました。その結果、無痛分娩の快適性は飛躍的に向上しました。また、産科麻酔専門の麻酔科医が無痛分娩だけでなく緊急の帝王切開や産科救急にもいつでも対応できるので、分娩の安全性もこれまた飛躍的に向上しました。

しかし、当院が目標に掲げる「二四時間いつでも快適で安心できる分娩」を達成するためには、妊婦さん自身の無痛分娩に対する正しい理解も必要です。そのためには、妊婦さんに無痛分娩に関する正しい情報を提供する必要がありますが、これに関わる麻酔科医、産科医、助産師からは、ときに異なった情報が提供されることがあります。これは麻酔科医と産科医と助産師の立場の違いによるものであり、ある程度は仕方のないことなのですが、異なった情報を提供された妊婦さんは誰の言うことを信じていいのか混乱してしまうでしょう。

そこで本書では、妊婦さんの一つの質問に対して麻酔科医、産科医、助産師の複数が回答する形式をとりました。妊婦さんを中心に、麻酔科医と産科医と助産師がひとつのチームになってこそ、理想的な無痛分娩が提供できるとの考えからです。

順天堂医院での無痛分娩は一九一六年、与謝野晶子が五男を出産した際に施行されたとの記録が残っています。それからちょうど一世紀を経た現在、順天堂で経腟分娩で出産される妊婦さんの七〇%以上が無痛分娩を選択されています。そして二〇一六年には新しい産科病棟が開設されます。

本書が、これから出産される妊婦さんたちの感動的な分娩体験への手助けになれば幸いです。

二〇一五年一〇月

竹田　省

もくじ

もくじ

第 1 章
分娩の基礎知識

まずは
分娩について知りましょう

Q1 分娩はいつ始まるのですか?

産科医

妊娠が確認されると**分娩予定日**（図）を計算します。

妊娠する直前の月経（生理）の初日を〇日として起算して、二八〇日目を分娩予定日とすることが一般的ですが、これは生理周期や不妊治療による妊娠かどうかなどを考慮して修正することがあります。

さらに、分娩予定日はあくまでも予定であり、この日よりも前に生まれることもあれば後に生まれることもあります。

日本産科婦人科学会の調べによる日本人が妊娠してから分娩するまでの週数は、三八週が二一％、三九週が二二％、四〇週が一九％と、この三週間でほぼ均等に分かれています。三七週と四一週はこれより少ないですが、ほとんどの分娩は分娩予定日以外に起こっていることがわかります。

また妊娠三七週から四二週未満での分娩を**正期産**といい、それ以前の場合は**早産**、それ以降の場合は**過期産**と分類します。三七週になったら、いつ陣痛が来ても不思議ではないので、出産の準備を完了させておきましょう。

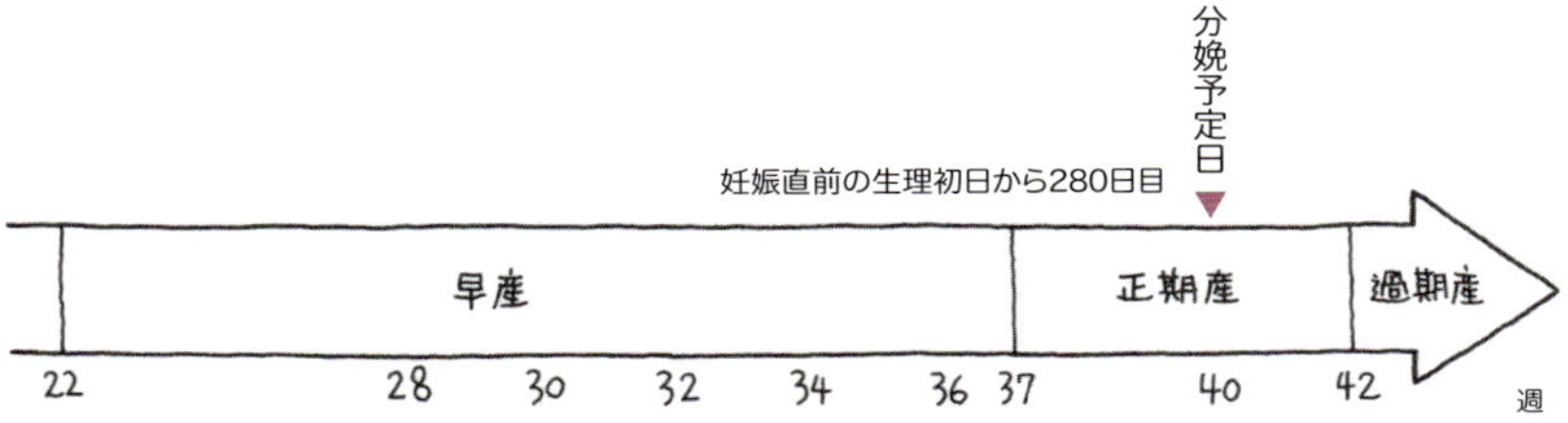

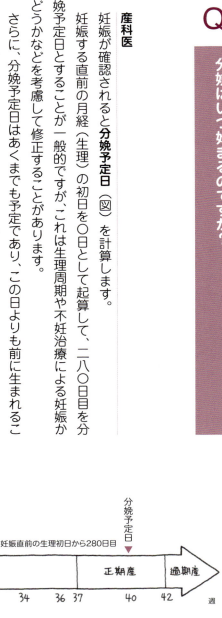

妊婦健診で確認する子宮口の開き具合などの内診所見で、ある程度お母さんが分娩を迎える準備状態はわかりますが、事前に陣痛が始まる日を正確に予測することは困難であることも承知しておいてください。

助産師

正確な出産日を予測することは困難ですので、妊娠三五週を過ぎたくらいからは、いつ分娩が始まっても大丈夫なように準備を始めて下さい。

麻酔科医

このように分娩がいつ始まるかは予測できないので、日本のほとんどの病院では、無痛分娩を希望する妊婦さんに対しては**計画分娩**をお勧めしているのが現状です。

しかし、分娩の集約化が進んでいる米国などでは、二四時間いつでも無痛分娩に対応できる体制が整っています。

A1

出産日を事前に正確に予測することは困難です。

Q2 分娩開始の前兆はありますか？

助産師

分娩開始の前兆としては、**「おしるし」**、**「前期破水」**、**「前駆陣痛」**の三つがあります。

「おしるし」とは、赤ちゃんを包んでいる卵膜と子宮壁の間からの少量の出血が子宮頸管の粘液と混ざって外に出てくるものです。「おしるし」があると、数日以内に分娩が始まることも多いですが、内診を受けた後に出血することもあり、腹痛を伴わない少量の出血だけならば、慌てて病院に連絡する必要はありません。ただし、出血が増えたり、腹痛が持続する場合には、必ず病院に連絡しましょう。「おしるし」があっても、必ずしも引き続いて陣痛が来るとは限りません。

分娩が近づくと赤ちゃんが動かなくなると言われています。お母さんの骨盤に頭がはまり込むと、赤ちゃんの動きをお母さんが感じにくくなるようです。赤ちゃんが動かないなと感じたら、静かな部屋で腰かけてみる、あるいはベッド等で寝てみて、赤ちゃんの動きを普段通りに感じることを確認してみましょう。それでも赤ちゃんの動きが感じられないときは病院に連絡しましょう。

A2

「おしるし」、「前期破水」、「前駆陣痛」の三つがありますが、これらは必ずしも分娩の前ぶれにはなりません。

「前期破水」とは、分娩が始まる前に赤ちゃんを包んでいる卵膜が破れて羊水が流れ出ることです。下着を超えてベッドまで濡れてしまうこともありますが、出てくる水が少量の場合もあります。尿漏れを破水と思ってしまうこともありますが、少量でも破水かなと思った場合は、まずは病院に連絡してください。破水が疑われるときは、内診で検査して、破水の場合には入院管理が必要となります。

「前駆陣痛」とは本格的な陣痛の前に不規則なおなかの張りを感じることです。痛みはそれほど強くなく、そのうちしだいに遠のくことが多いです。子宮収縮が一〇分間隔で規則的に起こるようになってからが、本格的な陣痛(分娩)の始まりですので、その時点で病院に連絡してください。ただし、妊婦健診で産科医より、「早めに病院へ連絡を」などと言われている場合は、一〇分間隔になる前に病院へ電話連絡をして下さい。しかしこれらの前兆がないまま陣痛が始まる産婦さん*もいます。

*：医学的には、妊娠中の女性を**妊婦**、分娩が始まった女性を**産婦**と呼んで区別します。さらに、分娩後の女性は**褥婦**(じょくふ)と言います。

Q3 分娩はどれくらいの時間がかかるのですか？

産科医

分娩は陣痛で始まりますが、医学的には、規則正しい陣痛が一〇分ごとに認められるようになった時点を**分娩の開始**と定義しています。その後、陣痛と陣痛の間隔がだんだん短くなり、一回の収縮は強く持続も長くなります。そして分娩の進行とともに子宮の出口（**子宮口**）が広がり、一〇センチまで広がりましたら、**子宮口全開大**といいます。この分娩開始から子宮口全開大までの期間を分娩第一期と呼び、初産婦さんでは一一～一五時間かかることが一般的です。

子宮口が全開大すると赤ちゃんが産道を下降して、いよいよ出産となります。この期間を分娩第二期といい、初産婦さんでは一～二時間かかります。そして赤ちゃんが生まれてから胎盤が出るまでの期間を分娩第三期と呼びます。

なお経産婦さんの場合は、初産婦さんに比べて分娩時間が短く、分娩第一期が六～八時間、分娩第二期が三〇分～一時間程度かかるのが一般的です（図：初産婦さんと経産婦さんの分娩の進行具合を時間軸を揃えて上下に配置してあります。その違いがよくわかります）。

A3

初産婦さんの分娩は半日から一日がかりが標準です。

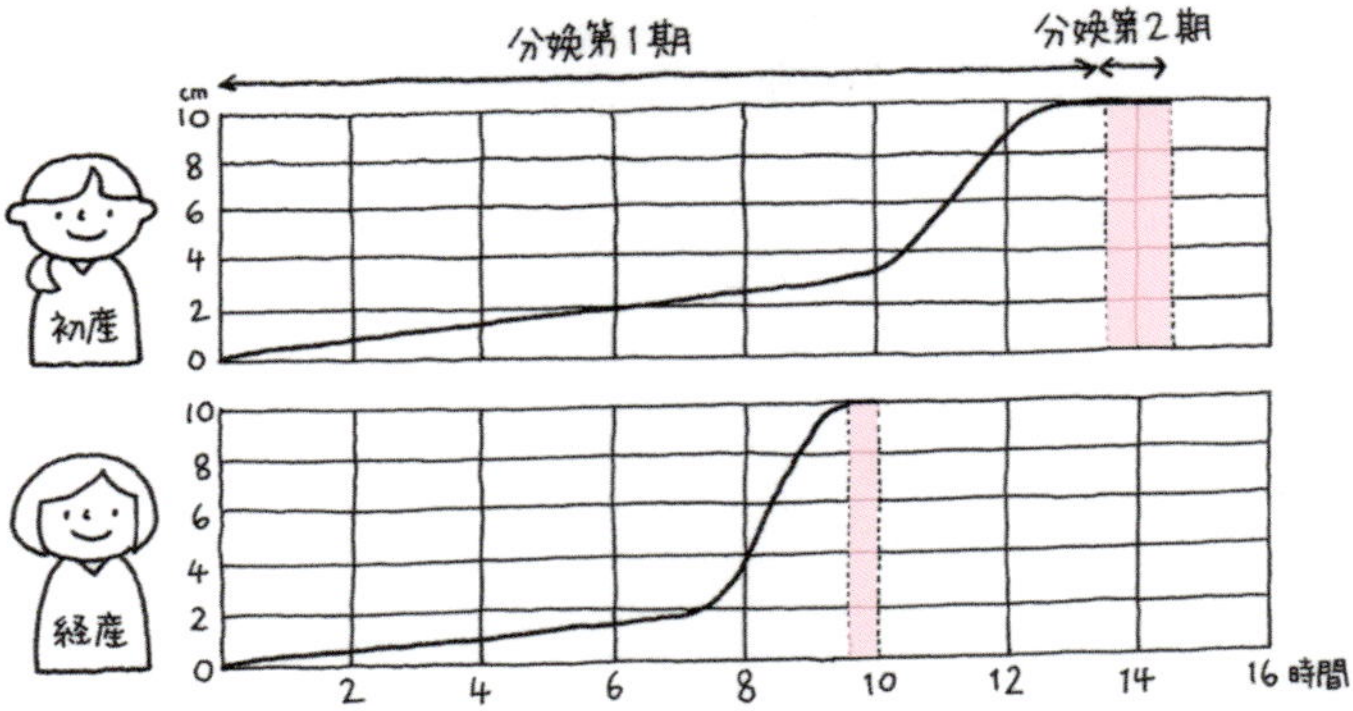

初産婦さんと経産婦さんの分娩進行具合の目安

助産師

初産婦さんの場合、分娩の進行はゆるやかです。最初に感じられる陣痛は、普段の生理痛が一〇分おきにある程度ですから慌てることはありません。ただし、経産婦さんでは分娩が急速に進行することがあるので油断は禁物です。

麻酔科医

無痛分娩を希望されている初産婦さんの場合は、陣痛が始まってから病院に来てもらっても本格的な陣痛が来るようになるまでは時間的余裕があります。経産婦さんの場合は進行が早い場合もあるので早め早めに対応しましょう。

Q4 分娩の痛みの原因は何ですか？

麻酔科医

分娩の痛みを一般的に陣痛といいますが、医学的には分娩時の反復する子宮の収縮を陣痛といいます＊。分娩の時期により分娩の痛みの原因は異なります。

分娩第一期の痛みの原因は子宮の収縮自体に伴う痛みで、このような痛みを**内臓痛**といいます。これに対して分娩第二期の痛みは、狭い産道を赤ちゃんが通過することに伴う痛みで、このような痛みを**体制痛**と言います。ざっくりいうと分娩第一期の痛みは普段の生理の際に感じるような痛み、分娩第二期の痛みは皮膚や筋肉を強く圧迫した際に感じるような痛みです。なお分娩経過中を通して腰痛（腰部の皮膚に痛み）を感じることがありますが、このような痛みを**関連痛**といいます。

産科医

赤ちゃんを産むため、子宮口を開大させ、赤ちゃんを押し出すために子宮収縮が発生しますが、これにあわせて産婦さんは痛みを感じます。

＊：本書では分娩経過中の痛みを総称して「分娩の痛み」といい、一般的に用いられる意味での陣痛は「子宮収縮に伴う痛み」と記載します。

A4

分娩の進行に伴い内臓痛から体制痛に変わっていきます。

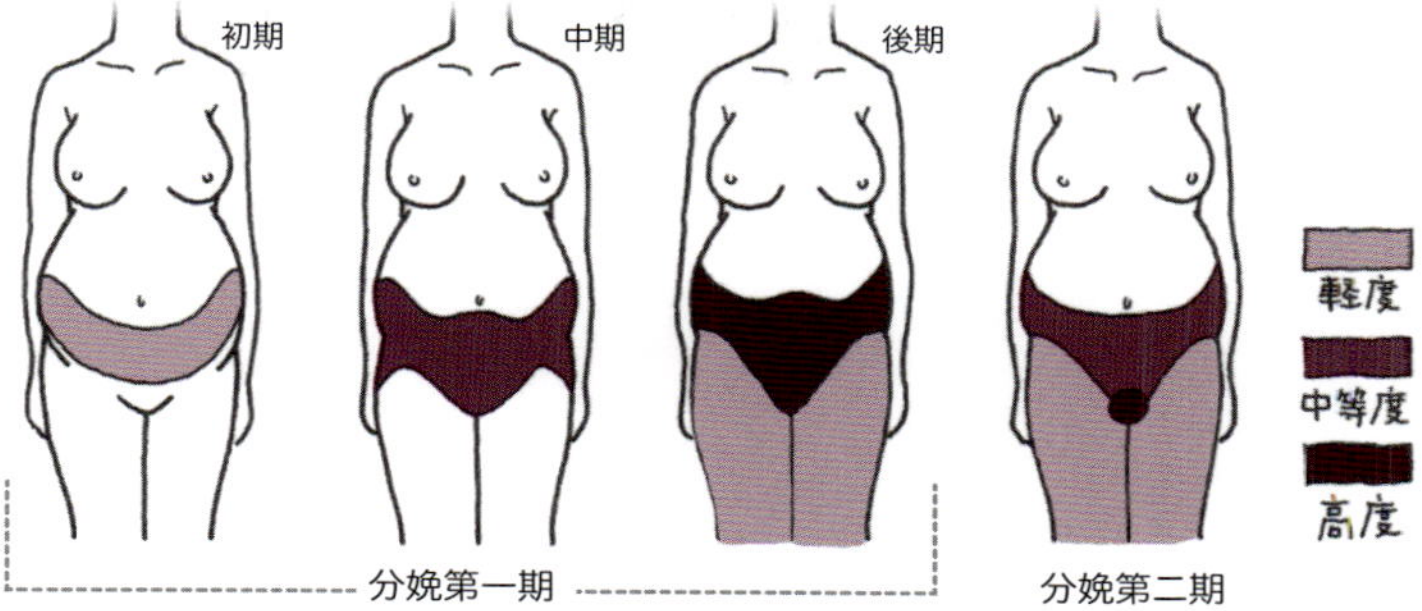

分娩経過による痛みの部位と程度

子宮の収縮の間隔（**陣痛周期**）は、分娩第一期の前半では五～一〇分、第一期の後半では三～五分、分娩第二期では二～三分と、分娩の進行とともに短くなります。

一方、一回ごとの子宮の収縮の持続時間は、分娩第一期の前半では三〇秒程度、分娩第一期の後半では四〇秒程度、分娩第二期では五〇秒程度と長くなります。したがって、子宮収縮がない時間（**間歇期**）はどんどんと短くなり、分娩第二期では一分ほどになります。

陣痛の開始直後は痛みを強く感じることは通常ありません。子宮収縮が強くなり、分娩が進行すると、痛みとして感じるようになります。また子宮口が全開大となり、赤ちゃんが下がってくると、産道を開くための痛み（体制痛）も出てきます（図）。

Q5 陣痛はどれくらい痛いのですか？

産科医

残念ながら、分娩の痛みは女性が生涯で経験する最も辛い痛みのひとつです。しかし、赤ちゃんに出会える喜びはとても大きいものです。また女性は分娩の痛みを忘れるように脳内オピオイドなどがプログラムされているとも言われています。陣痛に耐えた思い出より、赤ちゃんが会いたいとの気持ちが上回って、次の妊娠・出産に臨むと考えられています。

助産師

痛みの感覚は人それぞれに異なるので、分娩の痛みの程度をひとくちに説明するのは難しいことです。

しかし、たとえ耐え難い痛みであっても、それを乗り越えた褥婦《じょくふ》さんが、達成感と幸福感に満たされることも少なくありません。また授乳など、お子さんを育てていく中で、幸福な思いが分娩の痛みを忘れさせてくれるなどの意見も聞かれます。

A5

分娩の痛みは女性が生涯で経験する最も辛い痛みのひとつです

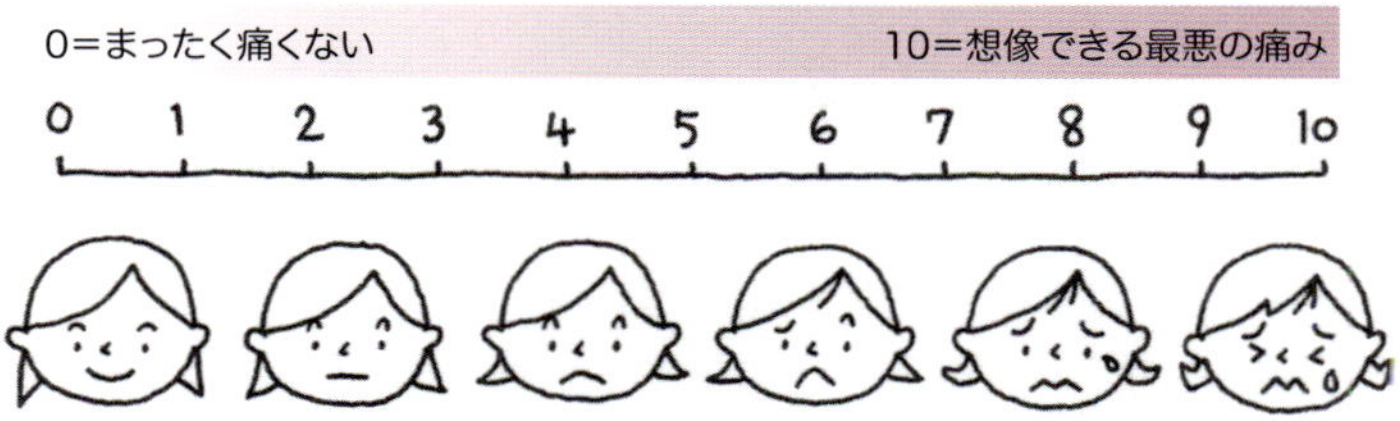

痛みの評価（10点満点法）

麻酔科医

陣痛に限らず痛みを点数にすることは難しいですが、痛みの評価のためによく使われる方法として「想像できる最悪の痛みを10点、まったく痛くない状態を0点とした時に何点ぐらいですか？」と尋ねる方法があります（図）。

たとえば、普段の生理痛の程度をこの方法で尋ねると3点ぐらいという人が多いですが、生理痛のひどい人では7点という人もいますし、逆に生理痛はほとんどないので0点と答える人もいます。このように痛みの感じ方は、個人差が非常に大きいということをまずは知っておきましょう。ところが同じ質問を分娩中の妊婦さんに尋ねると分娩第二期はほとんどの人が10点満点と答えます。前のページで説明した子宮口開大の程度と10点満点での痛みの程度が大体一致するイメージです。

Q6 分娩の痛みは必要なのですか?

産科医

すべての動物の中で、人間が最も難産であるといわれています。二足歩行のわれわれが四足歩行の動物に比べて分娩時に強い痛みを感じるのは、産道である骨盤の穴が小さく、ぎりぎりの大きさまで赤ちゃんの頭部が大きくなってから出産するからである、との説もあります。

もともと、痛みは体を傷つけるような刺激から逃避するための注意信号としての意味がありますが、陣痛も分娩の開始を知らせて病院に行くことを促したり、赤ちゃんを産む時にはいきむタイミングを教えてくれたりする意味もあります。

しかし、無痛分娩で生まれたお子さんの成長・発達に異常が出るとは考えられておらず、医学的な管理が十分になされるなら、分娩の痛みがなくても安全かつ快適な出産を達成することは可能です。

A6

分娩の痛みは必ずしも必要ではありません。

麻酔科医

キリスト教でも、陣痛はアダムとイブが犯した罪に対する贖罪であるとの解釈がされていた時期もあるようです。しかし、安全で快適な無痛分娩の方法が確立した現在では、キリスト教を国教とする国々でも無痛分娩が普通に行われています。

日本ではおなかを痛めた赤ちゃんという表現があるように、陣痛に耐えることにより良い母親になれるとの固定観念が残っていますが、今後、無痛分娩が普及するにつれ、このような慣用句は使われなくなっていくことでしょう。

助産師

一人目を自然分娩で、二人目を無痛分娩で産んだお母さんが、二人の子供に対して愛情が異なるという話を聞いたことはありませんし、帝王切開で生まれた子供に愛情がわかないとの話も聞いたことがありません。

Q7 どのような場合に帝王切開になるのですか?

産科医

帝王切開の理由として最も多いのは、**以前に子宮手術を受けていている場合**です。帝王切開や筋腫核出術などの子宮に切開を加える手術を受けたことのある妊婦さんが経腟分娩を試みると、分娩途中で子宮が破裂するリスクが高いからです。

帝王切開を選択する理由として次に多いのが**骨盤位（逆子）**です。以前は骨盤位であっても経腟分娩が試みられていましたが、経腟分娩によって出生した児に仮死や死産が多いことが報告され、最近は最初から帝王切開にすることが推奨されています。

その他には双子の場合やお母さんや赤ちゃんに病気があって、分娩の負担を減らしたり、早期に娩出させたりする必要がある場合に、帝王切開が選択されます。

分娩開始前に帝王切開が良いと判断された方を除いては経腟分娩を試みることになりますが、分娩途中に赤ちゃんやお母さんの状態が急に悪くなったら緊急帝王切開になります。この場合は、少し慌ただしい帝王切開になります。

あるいは経腟分娩を目指して頑張ったけどもなんらかの理由で分娩が進まずに（分娩停止といいます）、帝王切開が必要になる場合もあります。特に最近増えている高齢初産のお母さんでは、経腟分娩中に緊急帝王切開に切り換える可能性が一〇％ぐらいあります。

なお、帝王切開の割合は国によって大きく異なります。ブラジルや中国などでは、医学的な理由がなくても帝王切開を選択することが多く、八〇％以上が帝王切開といわれています。米国では医学的な理由がある場合がほとんどですが、一部で患者希望による帝王切開も行われており、帝王切開の割合は三〇％程度です。日本では帝王切開が行われるのは医学的な理由がある場合だけですが、その割合は上昇傾向にあり、最近の帝王切開率は約二〇％です＊。

＊：ハイリスク妊娠を多く取り扱っている大学病院などでは三五％ぐらいが帝王切開ですが、その内訳は、予定帝王切開が約二〇％、分娩中の異常も含めた緊急帝王切開が約一五％程度です。

A7

帝王切開になる理由の中で多いのは
既往子宮手術、骨盤位　などです。

Q8 器械分娩とはなんですか？

産科医

分娩が進行して子宮口全開大となった後、自然の分娩進行を待つよりも、赤ちゃんを早く産ませてあげたい時に、産科医が経腟分娩のお手伝いをする方法で、吸引分娩と鉗子分娩があります。

吸引分娩とは、吸盤のような吸引カップを赤ちゃんの頭部に装着して陰圧をかけながら引き出す方法です。赤ちゃんの頭に吸引カップの跡がつくことがありますが、通常は二〜三日で消えます。しかし、吸引分娩では、引き出す際にカップが外れてしまうなど、確実性に限界があります。

鉗子分娩とは、左右一組の大きなスプーンのようなもので赤ちゃんの頭部をはさんで引き出す方法です。赤ちゃんの顔に鉗子の跡が残ることがありますが、これも通常は二〜三日で消えます。通常は頬に跡がつきますが、鉗子を試みる際の赤ちゃんの向きが斜めになっていると、瞼（まぶた）にかかることがあります。この場合は、念のため赤ちゃんに眼科医の診察を受けていただきますが、赤ちゃんに視力障害などの後遺症が残ることはほとんどありません。

A8

娩出時に産科医が器械を使ってお手伝いする方法です

吸引分娩にしても鉗子分娩にしても、その手技に習熟した医師あるいはその指導下で、日本産科婦人科学会が公表しているガイドラインに沿った方法で行えば、決して危険な方法ではありません。

通常の経腟分娩では会陰裂傷を避けるために、赤ちゃんの頭が見え隠れするようになってからもゆっくりと分娩を進めますが、器械分娩が必要になった場合には会陰裂傷を避けるために会陰切開をすることが多くなります。

Q9 どのような場合に計画分娩になるのですか？

産科医

おなかの中で赤ちゃんを育てているお母さんの体は、通常、赤ちゃんが新生児集中治療室（ＮＩＣＵ）などに入院しなくても成長できるようになるまで、陣痛が始まらないようにブレーキをかけています。そして、赤ちゃんが十分に成長して分娩の時期が来ると、そこから一気に赤ちゃんを産むためのエンジンがかかります。そのエンジンがかかるタイミングがおおむね妊娠四〇週ですので、これを分娩予定日と言います。

計画分娩とは、お母さんの体の中にある分娩のエンジンが自然にかかる前に、医療行為によってエンジンをかけて出産に導く方法です。

お母さんや赤ちゃんになんらかの病気があって分娩を早めたい場合には、分娩予定日より早めに計画分娩を行います。また、予定日を過ぎて過期産になりそうな場合には、計画分娩を選択することもあります。さらに、前回の分娩の進行がとても速く、自然の陣痛が開始してからでは病院到着が間に合わない危険がある場合にも、計画分娩が行われます。

これらは医学的な理由による計画分娩です。

医学的な理由以外にも、お母さんやご家族の都合に合わせて計画分娩を選択することもあります。これは社会的な理由の計画分娩です。

麻酔科医

夜間や休日の無痛分娩に対応できない施設では、無痛分娩を希望する妊婦さんに対して、計画分娩での無痛分娩を勧めている施設も少なくありません。

ただし、妊婦さんの体は最適な時期に赤ちゃんを分娩するように微妙な調整がされているので、これを医療介入によって早くしようとしてもうまく反応しないことがあります。特に初産婦さんの場合は、無痛分娩のためだけに計画分娩を選択することはお勧めしません。

A9

医学的な理由や社会的な理由で計画分娩が行われています。

Q10 計画分娩とはどのような方法ですか？

産科医

具体的な計画分娩の方法の例をお話しします。

多くの方には**子宮収縮薬（誘発剤・促進剤）**を使用する前日に入院していただき、ダイラパンという器具を腟から子宮頸管（子宮の出口）に挿入し、子宮口を広げる処置（前処置）を行います＊。この処置によって、ゆっくりと頸管が開きますので、翌朝になったらダイラパンを抜いてから、点滴で子宮収縮薬（誘発剤・促進剤）を投与して陣痛を起こします。

計画分娩はうまくいけば子宮収縮薬（誘発剤・促進剤）を投与したその日に出産になりますが、二日がかりあるいは三日がかりになることもあります。とくに初産婦さんでは、時間がかかる傾向があります。

出産に至る可能性は、子宮頸部（出口）の開き具合など、お母さんの準備状態（これの評価には、通常ビジョップスコア＊が用いられます）で予測します。つまり、子宮収縮薬のみでは分娩は進まず、計画分娩はあくまで分娩のエンジンを早めにかけてあげるための方法です。準備が不十分でも早く赤ちゃんを出

＊：すでに子宮口が十分開いて分娩の準備ができていれば、前処置は行いません。

してあげる必要がある場合を除いては、内診で準備ができていることを確認してから、計画分娩を行います。初産婦さんの計画分娩初日の出産率は五〇％程度ですが、準備ができている経産婦さんでは九〇％以上になります。

麻酔科医

計画分娩のための処置自体が痛みの原因になることもあります。前処置の際にも痛みを伴いますし、促進剤による陣痛は自然陣発後の陣痛よりも痛みの程度が強いとされています。

＊：ビショップスコア（内診の所見：子宮口の開大度、頸管の展退度、児頭の位置、頸管の硬度、子宮口の位置）を13点満点で評価する方法で、8点以上だと誘発が成功しやすいとされています。

A10

子宮収縮薬を用いて陣痛を誘発する方法です。

Q11 子宮収縮薬（誘発剤・促進剤）は安全ですか？

麻酔科医

日本では、無痛分娩を希望する妊婦さんに対しては計画分娩を勧めている病院がほとんどですが、計画分娩の場合は必ず子宮収縮薬（誘発目的）を使用します。しかし、自然陣痛が来てから無痛分娩を開始した場合でも、その後、分娩の進行が滞った場合には、産科医から子宮収縮薬（促進目的）の使用を提案されます。誘発目的であれ、促進目的であれ、使用する子宮収縮薬は同じですが、促進目的での使用では、その副作用を過度に心配される妊婦さんがおられます。産科医の説明をよく聞いて、思い込みにとらわれず、良い判断をするようにしてください。

産科医

日本で一般的に用いられる子宮収縮薬はオキシトシンとプロスタグランジンF２αです。子宮収縮薬の代表的な副作用（有害事象）には、過強陣痛、吐き気、血圧の変動があります。またすべての薬剤に起こりうる副作用として、アレルギー反応があります。

A11

適切に使用すれば決して危険なものではありません。

子宮収縮役は副作用に注目が集まる薬剤ですが、日本では分娩誘発・促進を目的として、二四％の産婦さんに子宮収縮薬が投与されています。米国では四〇％、英国では五〇％の産婦さんに投与されているとの報告もあり、日本では比較的使用する産婦さんは少なく、早く分娩にしなくてはならない、あるいは陣痛が弱まって子宮収縮薬がないと分娩が進行しないなど、子宮収縮薬が必要な方に限って投与されていることがわかります。

副作用のない薬はありませんので、子宮収縮薬も絶対に安全であるとはいえませんが、添付文書（使用上の注意）や日本産科婦人科学会が公表しているガイドラインに従った方法で使用すれば、決して危険なものではありません。

第 2 章
無痛分娩の基礎知識

痛くないって
本当ですか

Q12 無痛分娩にはどのような方法がありますか？

麻酔科医

無痛分娩には大きく分けて、薬を使わない方法と使う方法があります（表）。

薬を使わない方法としては、分娩前の周到な準備と呼吸法による**ラマーズ法**（**精神予防法**）やマッサージによる方法（**リフレクソロジー**）などがあります。これらの方法で十分な鎮痛が達成されれば良いのですが、残念ながらこれらの方法だけでは十分な鎮痛は達成されません。

薬を使う方法としては、鎮痛薬を筋肉注射あるいは静脈注射することにより全身性に作用させる方法と局所麻酔薬を神経の伝達経路に注射する方法とがあります。筋肉注射や静脈注射は簡単な方法ですが、十分な効果を得るためには薬の使用量が多くなるので、赤ちゃんに麻酔の影響が出たり、お母さんの意識が低下したり吐き気を催したりなどの副作用が起こることがあります。

これに比べて、局所麻酔による方法（**硬膜外麻酔**、**ＣＳＥＡ**）は技術的にやや難しいですが、少量の薬で十分な鎮痛効果が得られ、赤ちゃんに対する影響もほとんどありませんし、お母さんの意識が低下することもありません。

A12

さまざまな方法があり、それぞれに利点と欠点があります。

無痛分娩のさまざまな方法

1．薬剤を用いる方法

①全身麻酔による方法

a）吸入麻酔
b）筋肉内投与
c）静脈内投与

②局所麻酔による方法

a）硬膜外麻酔
b）脊椎麻酔
c）CSEA（脊椎麻酔と硬膜外麻酔の組み合わせ）
d）腰部交感神経節ブロック
e）傍頸管神経ブロック
f）陰部神経ブロック

2．薬剤を用いない方法

①心理学的方法

a）精神予防法（ラマーズ法）
b）催眠療法

②生理学的方法

a）水中分娩
b）経皮的電気刺激（TENS）
c）鍼療法
d）リフレクソロジー
e）アロマテラピー

Q13 硬膜外麻酔とはどのような方法ですか？

麻酔科医

硬膜外麻酔は、背骨の中の脊髄を保護している硬膜という膜の外側に細い管（硬膜外カテーテル）を留置して、そこから局所麻酔薬と少量の麻薬を投与する方法です。お母さんと赤ちゃんに対する副作用が少なく、十分な鎮痛が達成されるので世界中で硬膜外麻酔の最も標準的な方法として普及しています。

硬膜外麻酔のためのカテーテルを挿入する際には、ベッドの上に横になったり（側臥位）座ったり（座位）した状態で、猫のように丸くなってもらいます（図）。最初に細い針で十分に麻酔をしてからカテーテルを挿入するので、注射自体はそんなに痛くありません＊。挿入するカテーテルは直径が一ミリ程度と非常に細く柔らかいので、一旦入ってしまうとほとんど気になりません。カテーテルが入ると数回に分けて局所麻酔薬を投与しますが、十分に痛みが取れるまで一〇～二〇分ほどかかります。これを初期鎮痛といいます。一旦、痛みが取れたら薬の効果は二〇分から四〇分程度持続します。薬が切れてくると少しずつ痛みが戻ってくるので、その度に少量の薬を追加投与します。薬の追加投与は、麻酔科医や産科医が定期的に訪問して追加する方法と、ＰＣＡ装置という特殊な機械を用いて妊婦さんに自分で追加してもらう方法があります。

＊：注射が痛いのではないかと心配される妊婦さんが少なからずいますが、心配はいりません。

＊：米国では硬膜外腔を意味する解剖学用語であるエピドュラルが無痛分娩の代名詞になっています。日本では硬膜外麻酔は術後鎮痛の方法として知られています。

A13

無痛分娩の最も標準的な方法です。

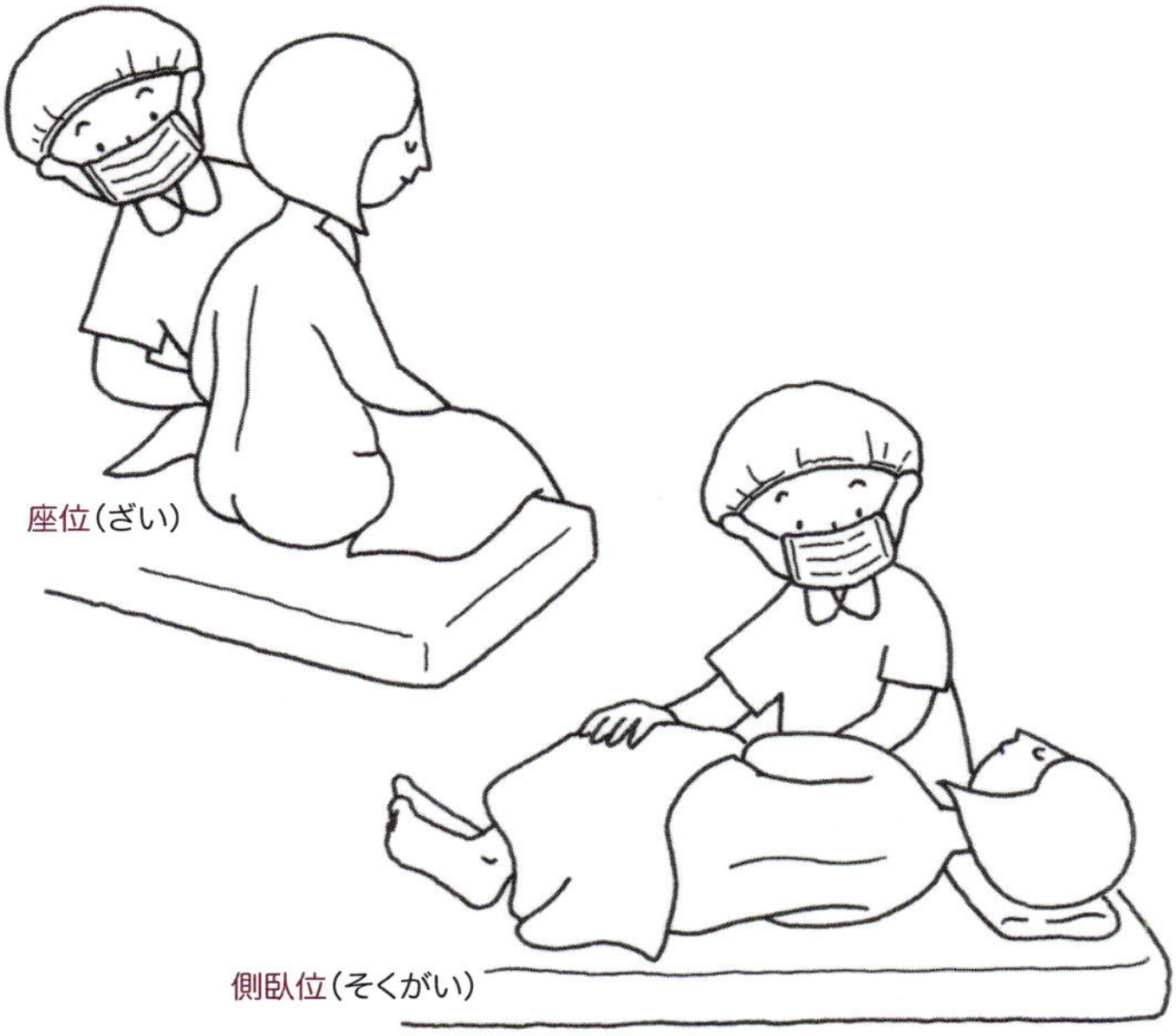

硬膜外麻酔のための姿勢

Q14 CSEAとはどのような方法ですか？

麻酔科医

CSEA（combined spinal-epidural analgesia）とは、硬膜外麻酔と脊椎麻酔を組み合わせる方法です。二種類の麻酔法を組み合わせるのですが、一回の注射で同時に行うので背中から針を刺すのは一回だけです。

脊椎麻酔とは硬膜外麻酔よりもさらに脊髄に近い、くも膜下腔に薬剤を投与する方法で、早く確実に効果が現れます（図）。硬膜外麻酔単独での無痛分娩の場合は妊婦さんが鎮痛処置を希望した時点でカテーテルから何回かに分けて薬剤を投与しますが、初期鎮痛が達成されるまでに一〇分から二〇分程度かかります。一方、脊椎麻酔を組み合わせる方法では五分程度で痛みがほとんどゼロになるので、ある程度、痛みが強くなってから無痛分娩を始める場合には非常に有効な方法です。

脊椎麻酔の効果は六〇分から九〇分続きますが、それが切れるまでに硬膜外麻酔のための局所麻酔薬を少しずつ投与して、脊椎麻酔から硬膜外麻酔に切れ目ができないように移行します。

A14

硬膜外麻酔と脊椎麻酔を組み合わせる方法です。

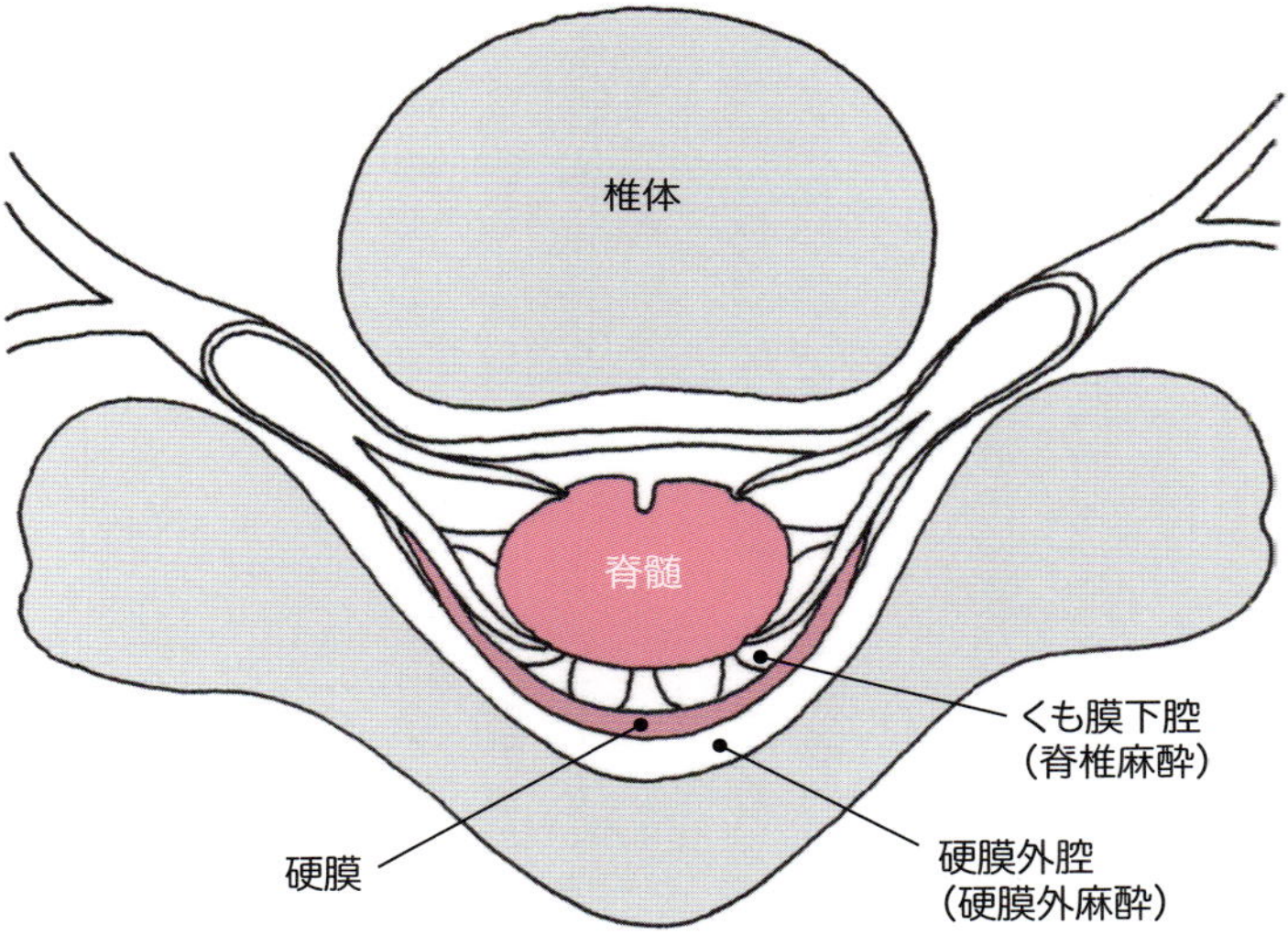

硬膜外麻酔と脊椎麻酔の違い

Q15 PCAとはどのような方法ですか？

麻酔科医

ＰＣＡ（patient controlled analgesia）とは、患者自己調節鎮痛という意味で、妊婦さんが痛みを感じた時にボタンを押すことにより、予め決まった量の麻酔薬が自動的に投与されるシステムです（図）。このボタンは、いくら押しても決められた量以上の薬が入らないように制限されているので、使いすぎる心配はありません。

痛みを感じるということは、前に投与した薬の効果が切れてきて痛くなるわけですから、そのタイミングで素直にボタンを押してもらえば少ない量で痛みが取れる仕組みです。

あまり押さないほうが良いかと思い込んでボタンを押すのを我慢してしまう方もいますが、我慢している間に麻酔の効果が切れてくる一方で、さらに分娩が進行して痛みの程度がひどくなってしまうと、強くなった痛みをとるためにかえって高濃度の薬が必要になってしまうので、かえって逆効果です。

A15

自分でボタンを押して麻酔薬を追加する方法です。

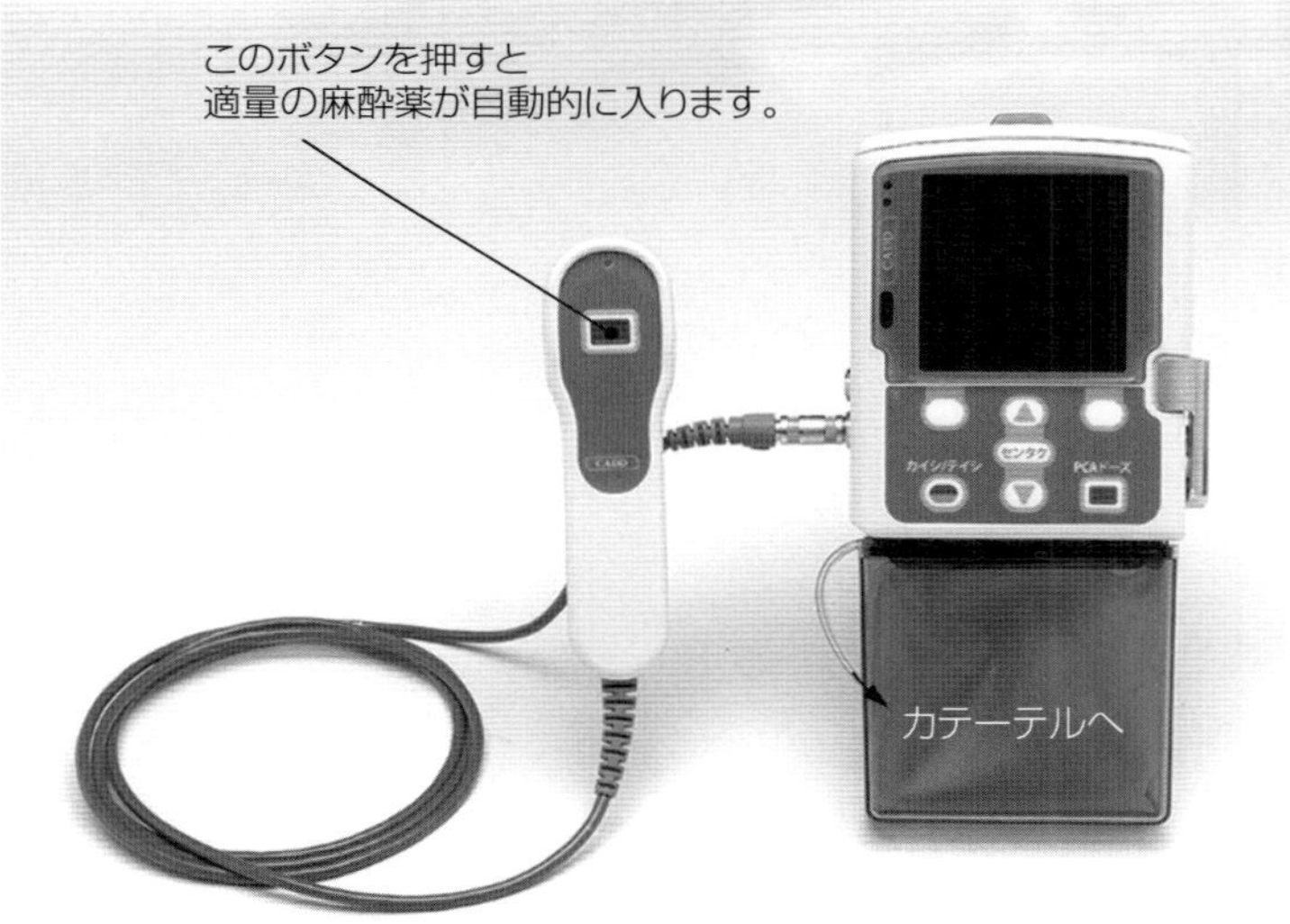
このボタンを押すと
適量の麻酔薬が自動的に入ります。
カテーテルへ

PCA 装置

Q16 無痛分娩では本当に痛くないのですか？

麻酔科医

無痛分娩といっても、多くの妊婦さんは痛みをまったく感じなくなることを期待しているわけではありません。最後まで生理痛ぐらいの痛みで産めるのであればそれで十分という妊婦さんが大半ではないでしょうか？

理論的には高濃度の局所麻酔薬を使用すれば、分娩の痛みをまったく感じなくすることも可能です＊。しかし無痛分娩で極端に高濃度の局所麻酔薬を使用すると、分娩の進行が滞ってしまったり、娩出時に上手にいきめなくなったりすることがあります。ですから、無痛分娩中の目標は痛みをゼロにすることではなく、妊婦さんが我慢できる程度に痛みを抑えることに置いています。

そもそも痛みの感じ方には個人差があります。たとえば、普段の生理痛もまったく痛くなくて10点満点で0点という方もいれば、会社を休むような方では8点と答える方もいます＊。また痛みの感じ方はその時の意識状態にも大きく影響されます。たとえば、スポーツに集中している時は怪我をしていることに気づかないこともあります。逆に、不安が強いとちょっとした痛みでも過剰に

＊：実際に硬膜外麻酔による無痛分娩中の妊婦さんで緊急帝王切開が必要になった場合には、硬膜外麻酔のためのカテーテルから強い薬を投与することにより帝王切開の手術のための麻酔を管理することが可能です。

＊：平均すると生理痛は10点満点で3点ぐらいです。

反応してしまうこともあるでしょう。ですから、麻酔で痛みの信号が十分にブロックされているにも関わらず、不安のせいで痛みを訴えるような状況では、痛みを取ろうと局所麻酔薬をいくら投与しても痛みは取れず、逆に薬の副作用だけが出てしまうので注意が必要です。

助産師

無痛分娩を選択していない場合の分娩第二期の痛みはほとんどの産婦さんで8点から10点ですが、無痛分娩を選択してうまくいっている産婦さんでは3点ぐらいと答えることが多いです。しかし、10点が3点になっても減った7点よりも残った3点に意識が集中すると「まだ痛い！」ということになってしまいます。ですから無痛分娩中の産婦さんが痛みを訴えても、痛みを受容できる（受け入れられる）ようにアドバイスすることもあります。

A16

無痛分娩の目的は我慢できる範囲に痛みをコントロールすることです。

Q17 無痛分娩と和痛分娩は何が違うのですか？

産科医

明確な違いはないと思います。「無痛：痛みを無くす」、「和痛：痛みを和らげる」という言葉の響きの違いが大きいと思います。

日本では、産科医が無痛分娩の麻酔も担当している施設があります。痛みを十分にとるためには、薬の使用法に注意を払い、お母さんの状態をしっかりとモニターする必要があるので、産科医が一人二役を果たす施設では、どうしても痛みを「無くす」というより、「和らげる」分娩管理になっているのかもしれません。このような施設では、無痛分娩といって妊婦さんが過剰な期待をすることを避けるために、最初から**和痛分娩**という言葉を用いることが多いようです。

助産師

妊婦さんが我慢できる範囲に痛みがコントロールされていれば、あえて無痛分娩を和痛分娩と言い換える必要はないと思います。ただし、妊婦さんから「こちらの施設では無痛分娩ですか？　和痛分娩ですか？」と二者択一で尋ねられた時には「まったく痛くないわけではないので和痛分娩です」と答えることもあります。

麻酔科医

医学的には「無痛分娩」や「和痛分娩」などの言葉の厳密な定義があるわけではありません。施設の状況や、助産師の立場、産科医の立場、妊婦さんの立場で都合の良いように使い分けているようです。

A17

厳密な言葉の定義があるわけではありません。

Q18 無痛分娩にしたほうが良い疾患はありますか？

産科医

基本的には無痛分娩は妊婦さんの希望に応じて行うものですが、ときに無痛分娩からは、痛みを和らげる以外の効果も得られることがあります。

たとえば、**妊娠高血圧症候群**の妊婦さんが経腟分娩を試みる場合には、無痛分娩のほうが血圧のコントロールが良くなることも多く、分娩中に緊急帝王切開になっても、改めて腰椎麻酔を導入する必要もないので、迅速に対処することができます。

同様に、**妊娠糖尿病**あるいは**糖尿病合併妊娠**の産婦さんも、無痛分娩を選択されると血糖値が安定することがよくあります。

また、**てんかん**や、**パニック症候群**や**不安神経症**のある産婦さんでは、無痛分娩でストレスを軽減したほうが安心して分娩に臨めるでしょう。

それ以外に、心臓や呼吸器の病気がある産婦さんにも、無痛分娩による効能が認められることもありますので、まずは産科の主治医に相談してみてください。

麻酔科医

無痛分娩を選択していてもいなくても、分娩経過中に緊急帝王切開が必要になることがありますが、なかには帝王切開のための麻酔が困難な妊婦さんがいます。

たとえば顎の小さな妊婦さんでは、全身麻酔のために人工呼吸の管を入れること（**気管挿管**）が困難なことがあります。あるいは、肥満の妊婦さんでは局所麻酔（脊椎麻酔や硬膜外麻酔）が困難なこともあります。

このような妊婦さんでは、余裕のある間に無痛分娩のための硬膜外カテーテルを挿入しておけば、緊急帝王切開が必要になった場合でもカテーテルから高濃度の局所麻酔薬を投与して、すぐに帝王切開を始めることが可能ですので、麻酔科から無痛分娩を勧められることがあります。

A18

医学的な理由で無痛分娩をお勧めすることもあります。

Q19 無痛分娩を受けられない疾患はありますか？

麻酔科医

非常に少ないケースですが、硬膜外麻酔（ＣＳＥＡを含む）による無痛分娩を受けられない妊婦さんがいます。

たとえば、**側湾症**などで脊椎の大掛かりな手術を受けている妊婦さんでは、硬膜外麻酔自体ができないことがあります。

腰椎の**椎間板ヘルニア**があっても手術をしていなければ、硬膜外麻酔による無痛分娩を受けることにまず問題ありませんが、手術をした部位によっては硬膜外麻酔ができないことがあります＊。

特発性血小板減少症などの妊婦さんで**凝固異常**がある場合や、**血栓塞栓症**の予防のために**抗血栓療法**を受けている妊婦さんでは、硬膜外麻酔の際に出血してできた血液の塊（血腫）に脊髄が圧迫されて、下半身が麻痺してしまうおそれがあるので、硬膜外麻酔を避けたほうがよいケースといえます。このような場合に、硬膜外麻酔を行っても大丈夫かどうかはガイドラインに従って慎重な判断が必要です。

＊：腰椎の椎間板ヘルニアの場合は正確な場所（何番目の腰椎か？）を確認しておきましょう。

また、硬膜外麻酔の注射をする部位に感染がある場合には、脊椎内の感染の原因となりうるので、硬膜外麻酔ができないこともあります。

いずれにしても、無痛分娩を希望される妊婦さんは、分娩前に専門の麻酔科医と相談しておくとよいでしょう。たとえ硬膜外麻酔による無痛分娩が受けられなくても、他の方法（**IV-PCA**など）による無痛分娩が受けられるかもしれません。

A19

事前に麻酔科医に相談しておきましょう。

Q20 赤ちゃんには悪い影響はないですか？

麻酔科医

以前は笑気などの吸入麻酔薬を使ったり、鎮痛薬や鎮静薬を筋肉内あるいは静脈内に注射したりして、全身麻酔に近い方法で無痛分娩をしていた時代がありました。このような方法では、胎盤を介して多少の麻酔薬が赤ちゃんにも移行し、生まれてきた赤ちゃんが麻酔薬の影響を受けて眠っていることがありました（スリーピング・ベイビーと言われました）。

しかし、最近の局所麻酔薬による無痛分娩では、お母さんが痛みを感じる伝達経路にごく少量の局所麻酔薬を投与するだけですので、局所麻酔薬が胎盤を経由して赤ちゃんに影響を与えることはほとんどありません。それよりも、無痛分娩では痛みを適切にコントロールすることで胎盤血流が改善するので、赤ちゃんにとっても良い影響が期待されるのです。

赤ちゃんへの直接的な影響ではありませんが、局所麻酔のせいでお母さんの血圧が低下して、間接的に赤ちゃんへの血流が減少する可能性があります。こんな時にも、お母さんの血圧を定期的に測定して、低血圧が認められたら適切に対応することで、赤ちゃんへの悪影響が起こることはありません。

A20

麻酔薬の赤ちゃんへの悪影響は、ほとんどありません。

産科医

無痛分娩を開始した直後に赤ちゃんの心拍数が減少することがあります。無痛分娩によって急激に痛みがとれて、お母さんの血圧が急に低下したり、子宮の収縮が急に増強したりすることが原因と考えられています。しかし適切な対応を行うことで赤ちゃんへの悪影響は避けることができるとも考えられています。

また無痛分娩によって、分娩第二期（子宮口が全開大してから赤ちゃんが出るまで）が長くなっても、仮死状態の赤ちゃんが生まれる確率が増えることはないようです。ただし、無痛分娩では器械分娩（吸引分娩や鉗子分娩）が増えますので、吸引分娩や鉗子分娩に伴う合併症は増える可能性があります。しかし二四時間体制で無痛分娩に対応できる施設では、緊急の帝王切開に対しても迅速に対応できますので、赤ちゃんにとっても安心です。

Q21

帝王切開や器械分娩になりませんか？

産科医

以前は米国の産科医の間でも、無痛分娩を選択すると分娩中の帝王切開の割合が増えるとの意見が優勢でした。しかし最近では、無痛分娩を選択したからといって、分娩中に帝王切開に切り換える緊急帝王切開率は上昇しないとの合意が得られています。ただし、無痛分娩を選択すると器械分娩の割合は増加します。

麻酔科医

以前の硬膜外麻酔では今よりも高濃度の局所麻酔薬を使用していたので、帝王切開の割合が増えていたようです。最近は麻薬を少量加えることで局所麻酔薬を低濃度にできることが知られています。またＰＣＡの利用により、使用する局所麻酔薬の総量を必要最低限にすることが可能となりました。これらの結果、無痛分娩を選択しても帝王切開の割合が増えることはなくなりました。

A21

器械分娩の割合は増えますが、帝王切開の割合は増えません。

Q22

会陰切開は増えるのですか？

麻酔科医

無痛分娩を受けた産婦さんでは、分娩第二期の赤ちゃんの下降がゆるやかですので、会陰がゆっくりと拡がり会陰切開が必要となる可能性が減るとの意見があります。しかし、無痛分娩を受けた妊婦では娩出時にいきむ力が弱くなり吸引分娩や鉗子分娩の割合が増えるので、これらを確実に成功させるために会陰切開の割合が増えるとの意見もあります。

産科医

分娩の進行がスムーズならば、無痛分娩を選択しても、会陰切開が増えることはありません。しかし、無痛分娩では器械分娩が増加しますので、これに対応するために、多くの場合は会陰切開が必要となります。妊婦さんのバースプラン＊は可能な限り尊重しますが、柔軟な対応が必要です。

A22

器械分娩となる可能性が高まり会陰切開は増えますが、会陰裂傷は減ります。

＊：助産師からひとこと
バースプランで会陰切開をしないで欲しいと希望される妊婦さんがいらっしゃいます。もちろん、そのご希望は尊重されますが、ときに分娩の進行状態や器械分娩の必要性などで、**会陰裂傷**が予測される場合には、これを避けるために会陰切開が必要になることがあります。その際も、きちんと説明して同意をいただいてから実施しています。

Q23

分娩時間は延びるのですか？

産科医

無痛分娩を選択した初産婦さんでは、選択しなかった初産婦さんに比べて、分娩第二期が平均一時間ぐらい長くなります＊。経産婦さんでもやはり分娩第二期は延長します。しかしお母さんが痛みを感じておらず、赤ちゃんの状態も悪くないことが確認できていれば、分娩第二期が多少長くなること自体は悪いことではないと考えられています。

麻酔科医

米国でもこれまで無痛分娩を早い段階で開始すると分娩時間が長くなるというのが定説で、なるべく麻酔の導入を先送りすることが推奨されていました。しかし最近、麻酔を早い段階で導入した方が、分娩第一期が短縮することが報告されています。したがって、分娩時間が延長することを恐れて麻酔の導入を遅らせる必要はありません。

＊：米国の産科婦人科学会でも、硬膜外麻酔による無痛分娩を受けていない初産婦さんの分娩第二期は二時間、硬膜外麻酔による無痛分娩を受けている初産婦さんの分娩第二期は三時間と区別しています。

A23

分娩第二期は長くなりますが、問題ないとされています。

Q24

子宮収縮薬（誘発剤・促進剤）は必ず必要ですか？

産科医

計画分娩を行う場合には、必ず子宮収縮薬（誘発剤・促進剤）は必要ですが、自然陣痛が来てからの無痛分娩では、分娩開始時に子宮収縮薬を使うことはありませんし、分娩中も必ずしも必要ではありません。しかし、途中で陣痛が弱まったりして分娩が進行しなくなった場合には、子宮収縮薬（誘発剤・促進剤）が必要になります。

麻酔科医

硬膜外麻酔による無痛分娩のために投与した局所麻酔薬はそれ自体が直接、子宮に作用するわけではありませんが、分娩開始後に子宮の収縮が悪くなることがあります。このような場合には、産科医から促進剤（子宮収縮薬）を使用することが提案されます＊。

A24

自然陣痛後の無痛分娩でも子宮収縮薬（促進剤）が必要となることがあります。

＊：あらゆる医療行為には、それにより期待される利益（ベネフィット）と起こりうる危険（リスク）があり、それらを天秤にかけて採用するかどうかを判断します。もちろん無痛分娩自体にもリスクとベネフィットがあり、それらを考慮した上で妊婦さんは無痛分娩を選択されたわけですが、無痛分娩は受けたいが促進剤は使用したくないとすると、アンバランスな分娩になってしまうことがあります。無痛分娩を選択する際には促進剤が必要になる可能性が高いことを予め理解しておいたほうが良いでしょう。

Q25 無痛分娩ではいきめなくなるのですか？

麻酔科医

無痛分娩を選択しても、痛みは感じないけれどおなかが張っている感じはわかって、上手にいきめるという状態にすることができます。

局所麻酔薬には細い神経から順番に効果を表すという特徴があるのですが、好都合なことに、痛みを伝える神経が最初にブロックされ、次におなかの張りを伝える神経がブロックされ、最後に、運動神経がブロックされます。

しかし、麻酔薬の感受性（効き具合）には個人差があり、同じ濃度でも効き過ぎてしまう人もあれば、十分に効かない人もいます。ですから、麻酔科医は麻酔を導入した後も、痛みの程度だけでなく運動神経麻痺の程度を継続的にチェックして、痛みは感じないけれど張っている感じはわかって上手にいきめる状態になるように、薬剤の濃度や投与量を調整します。

助産師

いきむことはできます。

ただ、無痛分娩の場合は、子宮の収縮いわゆるおなかの張っている感覚がよくわからないことがあります。そのため、いきむタイミングがよくわからなくなります。その際は、助産師がおなかに手を添えてモニターを確認しながらいきむタイミングを指導します。

産科医

産婦さんは子宮収縮に伴う痛みを感じると自然にいきみたくなりますが、赤ちゃんを産み出すためには上手にいきむ必要があります。一般的には子宮口が広がる分娩第一期はいきみを逃してもらい、子宮口全開大後の分娩第二期に、赤ちゃんの回旋と下がり具合を確認しながら、陣痛に合わせて産婦さんにいきんでいただきます。

無痛分娩を選択した産婦さんの中には、いきみたい気持ちにならないため、助産師が指導しても、どうしてもうまくいきめないことがあります。いきめないために赤ちゃんが下がってこない場合、陣痛が弱くなっていれば子宮収縮薬、また赤ちゃんがある程度下がってきていれば器械分娩によるお手伝いが必要となります。

A25

上手に薬を使用すれば、自分でいきむことができます。

Q26 その他に無痛分娩のリスクはありますか？

麻酔科医

硬膜外麻酔（ＣＳＥＡを含む）による無痛分娩を選択した妊婦さんでは、赤ちゃんを産んだ次の日ぐらいから頭痛＊が起こることがあります。頻度は一〇〇人に一人から二〇〇人に一人ぐらいです。ベッドで横になっていると大丈夫ですが、身体を起こしたときに頭痛が起こるのが特長です。ほとんどは自然によくなりますが、症状が長引く場合には治療法もありますので心配はいりません。

そのほか、一〇〇人に一人ぐらいの割合で、ご自分で尿が出せなくなること（**尿閉**）がありますが、たいてい二、三日でよくなります。ただ、五〇〇人に一人ぐらいで一週間以上症状が続くことがあります。こうした場合はご自分で管を入れて、尿を出す練習をしてから退院していただくことがありますが、長くても一か月程度で回復します。

A

分娩後に頭痛の出る人が一〇〇人に一人ぐらいいます。

＊：麻酔の際に硬膜が傷ついて硬膜の中にある脳脊髄液が漏れるのが原因です。**硬膜穿刺後頭痛**といいます。

＊：これ以外の深刻なリスクとしては、脊椎内の出血や感染によって**下半身麻痺**が起こることがありますが、頻度は二〇万分の一以下のことで、過度に心配することはないでしょう。

第 3 章

順天堂式無痛分娩

詳しく

ご説明します

Q27 無痛分娩のメリットは何ですか?

助産師

近年、第一子を出産されるお母さんの平均年齢が三〇歳を超えるようになりました。とくに三五歳以上の初産婦の方を、**高齢出産**と言います。

一般的にお年を召されている方のほうが若い人よりも忍耐力があり、陣痛に対しても冷静に対処されることが多いようです。ただし、頑張り過ぎて分娩経過中に体力を使い果たしてしまい、分娩時に最後のひと頑張りができなくなることも見受けられます。あるいは、分娩時の疲労が強くて、出産後に赤ちゃんの十分なお世話ができなくなることもあります。

無痛分娩で体力の消耗を最小限に留めることで、産後の育児がスムーズに行えるというメリットもあります。

麻酔科医

分娩経過中に帝王切開が必要となることがありますが、硬膜外麻酔のためのカテーテルが挿入されている妊婦さんでは、そのカテーテルから強い局所麻酔薬を投与することによって、すぐに帝王切開術を始めることができます。これは超緊急帝王切開が必要になった場合には非常に大きなメリットです。局所麻酔が難しそうな人や（肥満）、全身麻酔のための気管内挿管が難しそうな人（小顎や突出歯）などでは、早めに無痛分娩を導入しておくと安心です。

産科医

妊娠高血圧の産婦さんでは痛みを抑えることにより、多くの場面で陣痛による血圧の上昇を抑えることができます。妊娠糖尿病や糖尿病合併妊娠の産婦さんでは、痛みを抑えることにより分娩中の血糖値が安定することがよくあります。痛みのストレスを軽減することで、てんかん、不安神経症やパニック障害などのある産婦さんが、安心して分娩に臨むことができると考えます。

なにより、産科医だけでなく、麻酔科医も分娩の進行をモニタリングしていることで、緊急帝王切開に切り換えた際にも迅速に対応できるため、分娩中のリスクから赤ちゃんとお母さんを守るために貢献できます。

二四時間体制で無痛分娩に対応するために産科麻酔専門の麻酔科医が待機していることは、お母さんにとっても、赤ちゃんにとっても大きなメリットであると考えます。

A27

無痛分娩のメリットは痛みの緩和と緊急時の迅速な対応、分娩時の疲労の軽減です。

Q28 順天堂での無通分娩の割合はどれくらいですか？

産科医

古くは歌人の与謝野晶子が順天堂で無痛分娩により出産したとの記録があり、これは日本で最初に行われた無痛分娩であるといわれています。その後、産科医が中心となって無痛分娩に取り組んできましたが、二〇一四年の七月から、麻酔科医が中心となって二四時間体制で無痛分娩に対応するようにしたところ、無痛分娩を希望される妊婦さんが急増し、二〇一五年四月以降では全分娩の半分以上、経腟分娩の八〇％以上が無痛分娩を選択されています（図）。

助産師

順天堂では無痛分娩を選択肢として提供していますが、無痛分娩を希望しない妊婦さんや、どうしてもだめなときだけ助けてほしいという妊婦さんも受け入れています。なかには無痛分娩希望で順天堂を選んだけれど、安産だったので最後まで無痛分娩を受けないで産めましたという妊婦さんもいらっしゃいます。助産師の立場からは無理に無痛分娩の割合を高くする必要はなく、一人一人の希望にあった分娩を提供するように心がけています。

A28

最近は全分娩の半分以上が無痛分娩です。

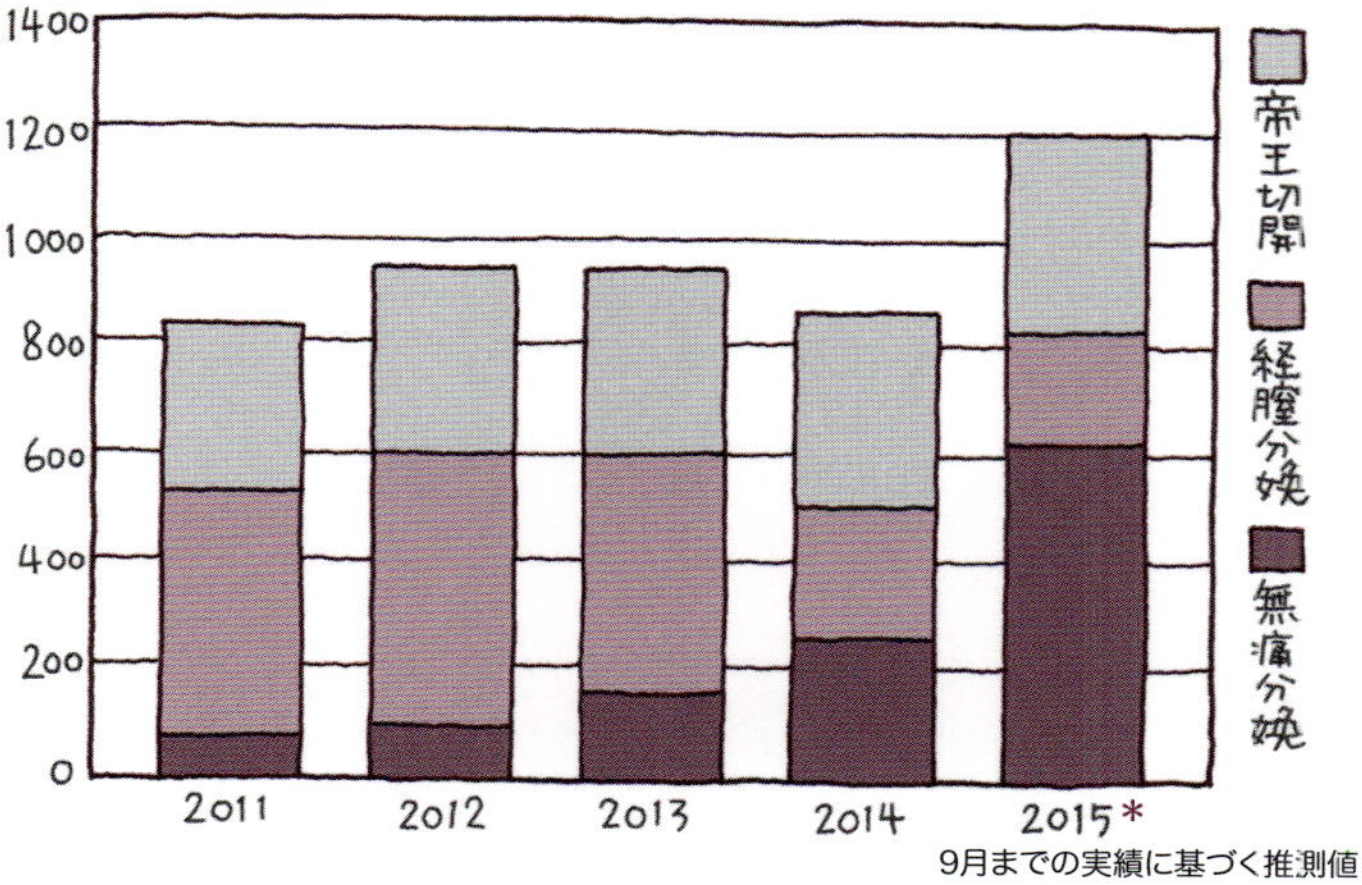

順天堂での無痛分娩の推移

麻酔科医

順天堂では無痛分娩の割合を上げることを目標にしているわけではありません。無痛分娩にするかどうかは、最終的には分娩中の産婦さんの判断におまかせしています。しかし二四時間体制で無痛分娩に対応するようになってから無痛分娩の数は急増しています。その原因は、もともと無痛分娩希望の妊婦さんが順天堂を選択されるようになったせいもあるでしょうが、日本でも潜在的な無痛分娩の希望者が少なくないからだと思います。

Q29 どんな方法で無痛分娩を行うのですか？

麻酔科医

順天堂では標準的な無痛分娩の方法として、ＣＳＥＡ（脊椎麻酔と硬膜外麻酔の組み合わせ）を採用していますが、状況に応じて硬膜外麻酔による無痛分娩を選択することもあります。麻酔導入後はＰＣＡ装置（Ｑ15参照）を用いて、疼痛管理を行います。

しかしなんらかの事情で硬膜外麻酔（ＣＳＥＡ含む）による無痛分娩を受けられない妊婦さんには、それ以外の方法を提案するのも麻酔科の役割と考えています。同様に、硬膜外麻酔（ＣＳＥＡ含む）以外の方法での無痛分娩を希望する妊婦さんに対して、助産師さんと相談しながら硬膜外麻酔以外の方法を提案するのも麻酔科の役割と考えています。ですから、どのような方法の無痛分娩をご希望であってもまずは周産期麻酔外来を受診しておいてください。

助産師

無痛分娩の方法といっても、硬膜外麻酔やＣＳＥＡのほかにもいろいろな方法があります（Ｑ12～Ｑ15参照）。

精神的な陣痛の緩和方法としては、出産前の準備と呼吸法（ラマーズ法）やご主人のサポート（ブラッドリー法）などでうまく痛みをコントロールできることもあります。あるいは手足のマッサージ（リフレクソロジー）やアロマセラピー、温罨法や音楽療法なども有効な場合があります。

事前に助産師外来で相談いただければ、妊婦さんの希望に応じてさまざまな方法を試みていただけます。

ただし、これらの方法だけで十分な鎮痛を達成するのは困難なこともあるので、念のため麻酔科医とも硬膜外麻酔（ＣＳＥＡ含む）による無痛分娩について相談しておいてください。まずこれらの緩和方法で頑張って、どうしても辛い場合は、途中から硬膜外麻酔（ＣＳＥＡ含む）による無痛分娩に移行する選択もできます。

A29

標準的な無痛分娩の方法はＣＳＥＡ（脊椎麻酔と硬膜外麻酔の組み合わせ）です。

Q30 周産期麻酔外来って何をするのですか？

麻酔科医

快適で安心できる無痛分娩を提供するためには、一人一人の妊婦さんに対して、事前に硬膜外麻酔による無痛分娩を行うのに問題がないかどうかを確認しておくことが不可欠です。さらに、期待される利益（ベネフィット）と起こりうる危険性（リスク）を十分に説明し、同意をいただく必要があります。

これらの確認および説明と同意は、いざ分娩が進行して陣痛に耐えられなくなってからでは落ち着いて行うことは困難で、さまざまなトラブルの原因となりえます。

そこで、無痛分娩を希望する妊婦さんおよび少しでも迷っている妊婦さんには、妊娠三六週頃までに**周産期麻酔外来**を受診していただくことをお勧めしています。また、帝王切開が予定されている妊婦さんも、事前に周産期麻酔外来を受診して、麻酔の準備をしておくと安心です。

産科医

事前に周産期麻酔外来で麻酔科医の診察を受けておかれると、緊急帝王切開が必要になった時や、分娩経過中に急に無痛分娩を希望された場合でも安心して対処することができます。

ですから、無痛分娩を希望する妊婦さんだけでなく、無痛分娩のメリットやデメリットを知っておきたいと考えている妊婦さんや、帝王切開が予定されている妊婦さん、そして、分娩中に異常が発生しやすい合併症のある妊婦さんにも受診を勧めています。

助産師

妊婦さんの中には、妊娠した直後に無痛分娩の話を聞いて、どこで出産するかを決める参考にしたいという方もおられます。このような方には、早めに周産期麻酔外来を受診してもらうことも可能ですので、助産師までご相談ください。

A30

無痛分娩の準備や帝王切開の麻酔の準備をします。

Q31 無痛分娩では必ず計画分娩になるのですか？

麻酔科医

日本では自然陣痛発来後にいつでも無痛分娩に対応できる施設は限られており、多くの施設では無痛分娩を希望する妊婦さんには計画分娩をお勧めしているようです。しかし、順天堂では二四時間体制で産科麻酔専門の麻酔科医が院内に配置されているので、無痛分娩のためだけに計画分娩にする必要はありません。

産科医

本来、分娩は然るべき時期がくれば自然に始まるものです。これを**自然陣痛の発来（陣発）**といいます。計画分娩とは、自然陣痛が発来する前に、陣痛促進剤などを用いて人為的に陣痛を誘発し、分娩を進行させる方法です。しかし計画分娩といっても必ずしも計画通りにいくわけではなく、計画していた日よりも前に陣痛が来てしまうこともありますし、計画分娩を開始した日に生まれずに二日がかり、時には三日がかりになってしまうこともあります。これは無痛分娩の有無とは関係ありません。

A31

無痛分娩のためだけに計画分娩にする必要はありません。

順天堂では二四時間体制で無痛分娩に対応できるので、原則として無痛分娩を希望する妊婦さんでも、自然の陣痛が来てから入院していただくようにしています。

ただし、医学的見地から計画分娩のほうが良い場合＊や、ご自宅が極端に遠い場合、経産婦で分娩時間が短いと予測される場合などでは、お母さんと赤ちゃんの状態および、子宮口の開き具合などお母さんの準備状態を確認して、計画分娩をお勧めすることもあります。

＊：予定日を過ぎても陣痛が来ない場合、予定日前でも赤ちゃんがおなかの中で大きくなり過ぎている場合、赤ちゃんやお母さんになんらかの病気があって夜間や休日の分娩を避けたほうが良い場合などです。

助産師

宗教的な理由や占いの結果からどうしてもこの日に産みたいという妊婦さんがたまにいらっしゃいますが、このような理由から計画分娩にするといろいろなところで無理が生じてしまいますので、お勧めできません。しかし、経産婦さんの場合は上のお子様を預ける都合などでどうしても計画分娩でないと困る方もいらっしゃるかと思います。計画分娩にするか自然の陣痛を待つかは、産科医とよく相談して決めてください。

Q32 無痛分娩にするかどうかはいつ決めればいいですか？

麻酔科医

無痛分娩を計画分娩で行っている施設では、事前に無痛分娩にするかどうかを決めざるを得ません。しかし順天堂では、二四時間体制で産科麻酔専門の麻酔科医が配置されているので、実際に無痛分娩を受けるかどうかは、分娩進行中に決めてもらうこともできます。

産科医

分娩の痛みには個人差があり、子宮口が広がるまでの分娩第一期により強い痛みを感じる方もいれば、子宮口が広がって赤ちゃんが下がってくるまでの分娩第二期により強い痛みを感じる方もいます。陣痛の痛みは分娩が進行してみないとわかりませんし、無痛分娩なしで頑張りたいと考えていても、辛くなってしまうこともあります。ですから、赤ちゃんが出産するまでいつでも無痛分娩ができるという選択肢がある二四時間体制での無痛分娩は、さまざまなニーズに対応できると思います。ただし、まだ本格的な分娩が始まっていないうちから無痛分娩を始めることはお勧めできません。

A32

分娩進行中に決めることもできます。

助産師

分娩前にバースプランについてお尋ねすると、無痛分娩を希望する妊婦さんにも色々な方がおられます。できるだけ自分の力で頑張るのでどうしても駄目なときだけ助けて欲しいとおっしゃる方もいれば、少しでも痛いのは嫌なので最初から痛くなくして欲しいとおっしゃる方もいます。

ところが、いざ陣痛が始まると最初の希望とは変わってしまったり、さらに分娩が進行すると、またまた考えが変わることもあります＊。実際に分娩が始まってみないことには、どんなに痛いか、どこまで頑張れるか、時間がどれくらいかかるかもわからないのですから、仕方ありません。

事前に無痛分娩の説明を受け、分娩の進行状態に合わせて対応できるようにすることが、良い分娩方法を導き出す方法になると考えます。柔軟なバースプランをたてておくことをお勧めします。

＊：最初は無痛分娩希望だったけれども、もう少し、あともう少しと頑張っているうちに最後まで無痛分娩を受けないで産めましたという妊婦さんもいれば、「家族会議で今回は無痛分娩はなしで産むことに決めました」と言われて入院されて三〇分後に、やっぱり無痛分娩をお願いしますとおっしゃる方もいます。

Q33 無痛分娩を受けるには家族の同意も必要ですか？

麻科医

順天堂では、無痛分娩を導入するにあたってご本人の**同意書**はいただいていますが、ご家族の同意書は必須ではありません＊。しかし無痛分娩について、事前にご家族でよく話し合って了解を得ておくことは大事です。

最近では、ご家族（パートナーやご両親）が無痛分娩に反対しているという相談を受けることは少なくなりましたが、やはり本心では心配しているご家族もおられるようです。ご家族を説得する際には、まず麻酔科医にしっかり相談して、妊婦さんご自身が無痛分娩は危険なものではなく安全にも貢献していることを理解しておいてください。それでも了解が得られなければ、周産期麻酔外来に一緒にきていただければ、麻酔科医からもご家族に説明いたします。

助産師

順天堂ではパートナーの分娩立会いができます。無痛分娩を行う場合、パートナーの同意を得ておくことが大切です。もし反対しているのがパートナーではなく、ご両親の場合には無理に説得することは諦めて、ご自身の希望を優先する選択肢も大切です。

＊：同意書とは形式的な書類ではなく、十分に説明を受けた上で同意したことを確認するための書類です。

A33

パートナーには事前の了解を得ておきましょう。

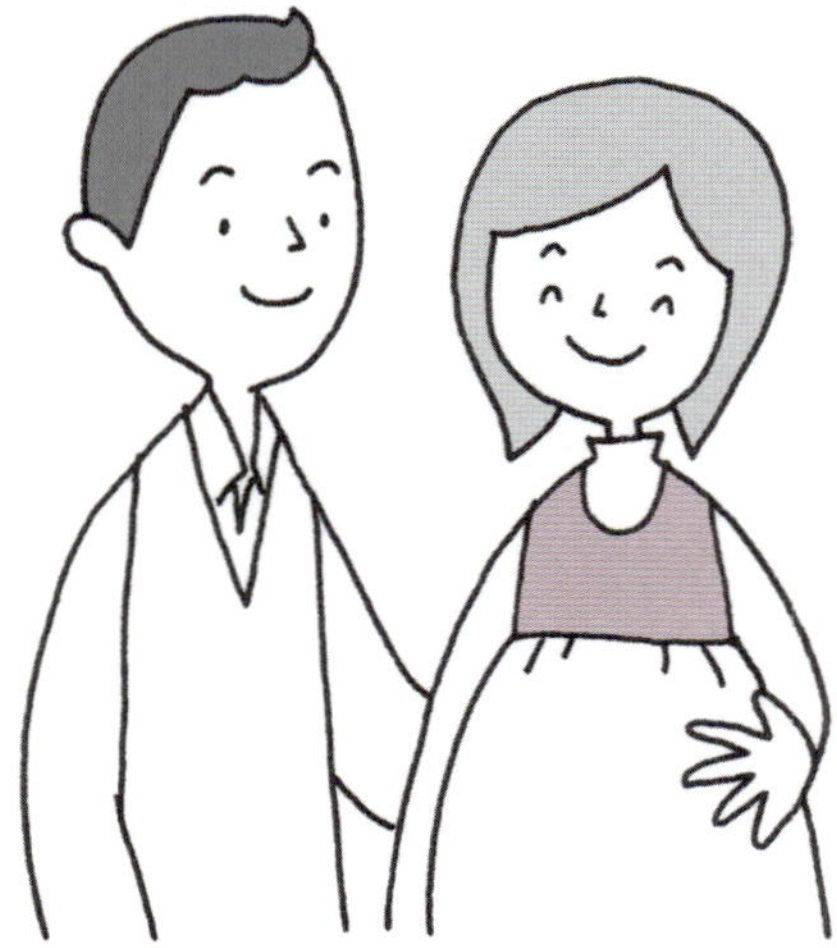

Q34 費用はいくらかかりますか？

助産師

現在のところ費用は一律一五万円をいただいています（二〇一七年二月現在）。この料金には、無痛分娩に必要な器具や薬剤の費用がすべて含まれています。夜間や休日の加算はありませんし、無痛分娩を開始してから分娩までの時間が長くても短くても同一料金です。

麻酔科医

順天堂は「二四時間いつでも快適で安心できる分娩」を目標に掲げていますが、順天堂で出産される妊婦さんは無痛分娩の費用を何のために払っているとお考えでしょうか？

多くの妊婦さんは「快適」のためだと考えておられると思います。

しかし、麻酔科医の立場からぜひ申し添えておきたいことがあります。それは、無痛分娩の費用で「快適」を得るのはもちろんですが、「安心」を得るためのものでもあることを知っておいていただきたいのです。二四時間いつでも産科麻酔専門の麻酔科医による無痛分娩が受けられるということは、分娩中に緊急帝王切開が必要になっても、分娩後に大量出血になっても、最善の医療が即座に受けられるということなのです。無痛分娩を受けるということは「快適性」だけでなく「安全性」に投資しているのです。

産科医

残念ながら現在の日本では、出産費用自体が医療保険制度でカバーされておらず、無痛分娩の費用も保険でカバーされません。したがって無痛分娩の費用は自費での支払いとなります。

しかし、分娩施設に産科麻酔専門の麻酔科医が常勤し、二四時間いつでも無痛分娩が受けられるような体制が整うことは、分娩時の緊急事態への対応にも貢献でき、産科医にとっても安心な要素です。将来的にはなんらかの形で無痛分娩の費用が公的に補助される制度ができることを望んでいます。

A34

無痛分娩の費用は一律一五万円です（二〇一七年二月現在）。

Q35 いつ病院にいけば良いですか？

助産師

自然に陣痛を感じるようになった場合は、陣痛が一〇分おきもしくは、一時間に六回以上の痛みを感じるようになった時点で、病院に電話をしてください。破水したかもと感じた場合は、たとえ陣痛がなくても電話してください。出血にも注意が必要です。生理の一番多い時と同様の出血があった際にも電話をしてください。

産科医

産科医が電話を受けると、妊婦さんの状態を確認しながら、すぐに病院にきていただく必要があるかどうかを判断します。落ち着いて、現在の状況をお話しいただければ的確な判断が下せます。

経産婦さんでは、分娩の進行が早いことが多いので早めの対応も考慮されます。また自宅から病院までの距離や移動手段、無痛分娩の希望の有無なども判断材料になります。特に経産婦さんで自宅が遠くて無痛分娩の希望が強い場合には、早めに来院していただくようにしています。

A35

病院に電話して産科医・助産師の指示に従ってください。

麻酔科医

病院にくる前にしっかり食事をしてこられる妊婦さんがいらっしゃいますが、麻酔の導入時に胃の中のものを嘔吐すると非常に危険です。無痛分娩を希望される場合には、直前の食事は控えておいてください。来院されてから麻酔の導入まで、まだ時間がかかりそうな場合には、その間に食事をしていただくことも可能です。

Q36 麻酔はいつ始めるのですか?

麻酔科医

以前は、米国でも、無痛分娩を分娩の早い段階から始めると分娩時間が長くなったり、帝王切開の割合が増えたりするとの理由で「麻酔の導入は子宮口が五センチ以上開くのを待ってから始めるべきだ」との意見が支配的でした。しかし最近では、麻酔を早い段階で導入しても帝王切開の割合は増えないことが判明しています。また分娩時間も分娩第二期の時間は多少長くなりますが、逆に分娩第一期の時間は短くなるとの研究結果もあります。

したがって順天堂では、無痛分娩を始めるための一律の基準は設けておらず、産婦さんが無痛分娩の開始を希望した時点で麻酔を開始するようにしています。

助産師

無痛分娩を希望する妊婦さんにもいろいろな方がいます。「ぎりぎりまで頑張ってどうしてもダメな時だけ助けて欲しい」という場合には、子宮口が一〇センチまで開大してから希望されることもあります。麻酔が効いて痛みが取れると同時に余分な力が入らなくなって、落ち着いて赤ちゃんの出産に臨むことができます。逆に「痛いのはいやなので少しでも早く麻酔を始めて欲しい」という場合には早く始めることも可能です。しかし、あまりにも早い段階でまだまだ余裕があるうちに麻酔を始めてしまうと、その後は歩いてトイレにいけなくなったり、シャワーを浴びられなくなったりしますので、不自由もあることをご承知置きください。

産科医

以前は産科医の立場から、「無痛分娩を早い段階で開始すると、分娩時間が長くなったり促進剤が必要になる割合が増えたりするので、なるべく麻酔の導入は分娩が十分に進行するのを待ってからにしたほうが良い」との意見がありました。しかし当院のデータでは、無痛分娩を行っても、子宮口が広がるまでの分娩第一期の時間は変わらないことがわかっています。耐えられないくらいに痛くなってから慌ただしく麻酔を開始すると、開始直後に発生する赤ちゃんの心拍数低下の頻度が増えるといわれています。産婦さんが落ち着いた状態での無痛分娩の開始は赤ちゃんにとっても負担が少ないと考えられています。

A36

産婦さんが希望した時点で始めます。

Q37 麻酔の方法はどうやって決めるのですか？

麻酔科医

順天堂では標準的な麻酔方法としてCSEA（脊椎麻酔と硬膜外麻酔の組み合わせ）を採用していますが、なかには硬膜外麻酔単独での無痛分娩のほうが好ましい場合もあります。たとえば途中で帝王切開になる可能性の高い妊婦さんでは硬膜外麻酔単独で始めておいたほうが、麻酔導入直後に緊急の帝王切開が必要になった場合でも、安心して硬膜外麻酔で帝王切開の麻酔を始めることができます（CSEAでは脊椎麻酔が効いている間は、硬膜外麻酔のカテーテルが正しい位置にあるかどうかを確認できないからです）。

また分娩の早い時期に無痛分娩の開始を希望される妊婦さんに対しては、CSEAのための脊椎麻酔には局所麻酔薬を使用せずに少量の麻薬のみを使用します（分娩の早い時期の痛みは、内臓痛が主ですので局所麻酔薬は必要ありません）。

この他、さまざまな状況を考慮して麻酔科医が最善の麻酔法を提案します。

A37

分娩の進行状況や妊婦の状態などから総合的に判断します。

Q38

麻酔を始めてからどれくらいで痛みは取れますか？

麻酔科医

妊婦さんが鎮痛処置の開始を希望した時点で麻酔の導入（背中からの注射）を始め、まずは痛みがしっかり取れるまで麻酔科医が薬剤を投与します。これを初期鎮痛と言います。

ＣＳＥＡの場合は、脊椎麻酔を行ってから硬膜外麻酔のカテーテルを留置しますが、一本の針で同時に行うので背中から針を刺すのは一回だけです。一連の処置に五～一〇分程度かかりますが、脊椎麻酔の効果が五分程度で現れて痛みが楽になります。初期鎮痛までは一〇～一五分程度です。

硬膜外麻酔の場合は、最初から硬膜外麻酔のためのカテーテルを留置します。この処置に五～一〇分程度かかります。その後、安全性を確認しながら何回かに分けて薬剤を投与します。初期鎮痛が達成されるまでの時間は、一五～三〇分程度です。

A38

おおむね一〇分から三〇分程度で楽になります。

Q39 無痛分娩が間に合わないことはありますか?

産科医

経産婦さんで分娩の進行が非常に速く、病院に到着した時には、すでに子宮口が全開大で、赤ちゃんが産まれそうになっていることがあります。このような状態で無痛分娩を開始しても、効果がないばかりでなく、危険なこともあります。その場合は無痛分娩なしでの分娩をお勧めします。

前回の分娩がトラウマになっているので確実に無痛分娩を受けたいと希望される妊婦さんには、計画分娩をお勧めすることもあります。その場合でも、赤ちゃんへの負担を少なくするため、内診でお母さんの体の準備が整ったと判断されてから、計画分娩の日程を決めています。

一方、初産婦さんでは、このようなことは滅多にありませんので、無痛分娩のための計画分娩は行いません。

助産師

たとえ入院中の初産婦さんであっても、まだ大丈夫と油断しているうちに破水などをきっかけに、分娩が急速に進行してしまうことがあります。

A39

経産婦さんでは間に合わないことは起こりえます。

このような場合には迅速かつ冷静な判断が求められます。たとえ短時間であっても麻酔を導入するか、あるいは麻酔を導入せずにそのまま分娩にするかは、産婦さんの意思が重要ですので、しっかりと意思表示をしてください。無痛分娩を受けるかどうか迷っている場合は別にして、無痛分娩を希望されており確実に受けたいのであれば、早めに対応しておくことをお勧めします。

麻酔科医

順天堂では二四時間体制で産科麻酔専門の麻酔科医が院内に待機しておりますので、基本的には無痛分娩が間に合わないということはありません。たとえ分娩直前であっても、妊婦さんのご希望が強ければ可能な限り対応いたします。

ＣＳＥＡ（Ｑ14参照）による無痛分娩では、脊椎麻酔により五分以内に良好な鎮痛が得られます。同時に分娩の進行がゆるやかになり、落ち着いて分娩に臨むことができます。ですから、たとえ短時間であっても、無痛分娩を選択した妊婦さんの満足度は非常に高いことが多いと言えます。

Q40 麻酔を開始した後は痛みをどうやってコントロールするのですか?

麻酔科医

硬膜外麻酔単独で麻酔を開始した場合は、初期鎮痛が達成された時点で硬膜外カテーテルをＰＣＡ装置（Ｑ15参照）に繋いでボタンをお渡しします。しばらくすると麻酔の効果が切れてきて、おなかが張っている感じが強くなり徐々に痛みを感じるようになります。痛みを感じたらご自分でボタンを押してください。そうすると決まった量だけ薬が投与されて五分くらいで痛みが楽になります。効果の持続時間には個人差がありますが、だいたい二〇～四〇分くらい持続しますので、また次に痛みを感じたらボタンを押してください。

痛みが強くなるのは前に投与された薬の効果が消失した証拠なので、さらに薬剤を追加しても効きすぎることはありません。また、ボタンはいくら押しても使い過ぎにならないように投与量は制限されているので心配はありません。

ＣＳＥＡで麻酔を開始した場合、最初の脊椎麻酔の効果が六〇～九〇分程度持続します。その効果が切れる前に硬膜外カテーテルをＰＣＡ装置に繋いでボタンをお渡ししますので、最初の二～三回は麻酔医の指示に従ってボタンを押してください。

後は、痛みを感じた時点でご自分でボタンを押していただきます。

硬膜外麻酔を選択した場合も、ＣＳＥＡを選択した場合も、ボタンをお渡しする際に使い方を説明して、その後も赤ちゃんが生まれるまで定期的に訪問して上手な使い方をアドバイスします。またボタンを押しても十分に痛みが取れない時には、麻酔科医の判断で必要に応じた薬剤を投与しますので、助産師に麻酔科医を呼んでもらってください。

助産師

ＰＣＡ装置をうまく使うコツは、痛くなったら我慢せずにボタンを押すことです。我慢して痛みが強くなってしまうとさらに高濃度の薬が必要になりますのでかえって逆効果です。それでも痛みが強いと感じる場合には、申し出てください。麻酔医と連携し痛みの緩和に努めます。

産科医

痛くなったらボタンを押してもらって構わないのですが、なかには麻酔が効き過ぎてまったくいきめなくなってしまう産婦さんもいます。このような場合には麻酔科医と相談して、薬剤の投与量や濃度を調整します。

A40

自分でボタンを押して痛みをコントロールします。

Q41 麻酔を開始した後はどうやって過ごすのですか？

麻酔科医

妊娠中、仰向けになると血圧が下がって気持ちが悪くなる妊婦さんがいます。これを仰臥位低血圧症候群といいますが、麻酔導入後は特に血圧が下がりやすくなります＊。そこで、麻酔を導入して最初の三〇分ぐらいは血圧を五分ごとに測定し、その後も、赤ちゃんが生まれるまで一五分ごとに測定を繰り返します＊。さらに子宮の収縮と赤ちゃんの心拍数を確認するためのモニター**（分娩監視装置）**を装着します。

麻酔を導入してから赤ちゃんが生まれるまでの間は、原則として食事は控えていただきますが、分娩時間が長くなる場合には状況により軽い食事が許可されます。飲水は可能ですが、ミルクや植物繊維の含まれたものは避けてください。

助産師

麻酔導入後は転倒防止のために、歩行はできません。ベッドの上で過ごしていただくことになります。ただし、微動だにしてはいけないわけではなくて、

＊：子宮による血管の圧迫が原因と考えられています。

＊：もし血圧が下がった場合は、まず横向きになってもらって子宮による圧迫を解除します。

ベッドの上なら好きな姿勢をとることができます。多少のストレッチ等も可能です。トイレへはいけなくなりますので、分娩の進行をみながら数時間の間隔で導尿を行います。また、飲食も制限をしています。無痛分娩を希望される場合は、飲み物や食べ物の持ち込みは極力少なくしていただくようにお願いしています。

最後に、無痛分娩導入後は、主に分娩室で過ごすことになります。分娩室で面会できるのはパートナーだけです。他のご家族は、ロビーでお待ち頂くことになります。そのことも、ご家族には事前にお知らせください。

産科医

定期的に診察し、分娩監視装置の所見と併せて分娩の進行状況を確認します。陣痛が弱くて分娩の進行が遅れたと判断される場合には、産婦さんに説明し同意をいただいてから、子宮収縮薬（促進剤）を使用します。

A41

ベッド上安静で、食事は控えていただきます。
また、面会制限もあります。

Q42 最後まで痛みはしっかり取れますか？

麻酔科医

最初に説明したように、分娩第一期の痛みは子宮の収縮による内臓痛ですが、分娩第二期の痛みは狭い産道を赤ちゃんが通過する際の体制痛です。一般的に内臓痛は弱い局所麻酔薬で取れますが、体制痛を取るためにはさらに強い局所麻酔薬が必要です。

多くの産婦さんは最初から最後までＰＣＡのボタンを押しながら我慢できる範囲に痛みをコントロールできますが、なかには途中からボタンを押しただけでは痛みが取れずに、麻酔科医による追加投与が必要な方もいらっしゃいます。

産婦さんがボタンを押しても痛みが取れないと訴えた場合、麻酔科医は麻酔の効いている範囲や効き具合を調べたうえで、必要に応じてさらに強い薬を投与しますが、なかにはかなり強い薬を使っても十分に痛みが取れないことがあります。このような場合は、もう一度、背中から脊椎麻酔をすることもあります。

助産師

無痛分娩を受けていない場合、分娩第二期の痛みはそれまでとは違う陣痛の痛みを感じます。しかし、ここまでくるとゴールは間近です。特に赤ちゃんが産道を降りてきてそれを押し出すように、自分でいきみ始めるようになると、無痛分娩を受けていなくてもいきむ感覚の方が勝り、陣痛の痛みを忘れてしまう妊婦さんもいらっしゃいます。

しかし、無痛分娩を受けている産婦さんが、痛みのほうに意識が集中してしまうと、上手にいきめないこともあります。このような場合は、痛みを取ることよりも、頑張って赤ちゃんをいきんで産むことに集中してもらえるようにアドバイスすることもあります。

A42

十分に取れないこともありますが、いきむことで楽になることもあります。

Q43 麻酔はいつ終了しますか？

麻酔科医

妊産婦さんは分娩時の出血に備えて、通常よりも血が固まりやすくなっています。これを凝固能亢進といいますが、分娩後の歩行の再開が遅れると下肢の静脈内に血の塊（血栓）ができてしまうことがあります。特にこの血栓が血流に乗って肺に詰まると血栓性肺塞栓といって命に関わる合併症＊になります。このような事態を避けるために、分娩後は麻酔をすぐに終了してなるべく早く歩行を再開してもらっています。

助産師

赤ちゃんを産んだ後は、それまで赤ちゃんがいた大きな子宮をもとの大きさに戻すために強力な子宮収縮が起こります。これに伴う痛みを後陣痛（後産《あとざん》）といいます。

無痛分娩を受けていない産婦さんに赤ちゃんを産む時の痛みを10点満点で尋ねると、ほとんどの人が10点くらいと答えますが、後陣痛の時の痛みを尋ねると平均で3点くらいと答えます。

＊：エコノミー症候群あるいはロングフライト症候群と呼ばれるのと同じ病態です。

ところが無痛分娩で出産した産婦さんは分娩時に強い痛みを経験していないので、後陣痛の痛みを尋ねると平均で６点くらいと答えます。しかし幸いなことに後陣痛は飲み薬や座薬の痛み止めがよく効きますので、硬膜外麻酔に頼らなくても大丈夫です。

A43

赤ちゃんが生まれたら麻酔を終了します。

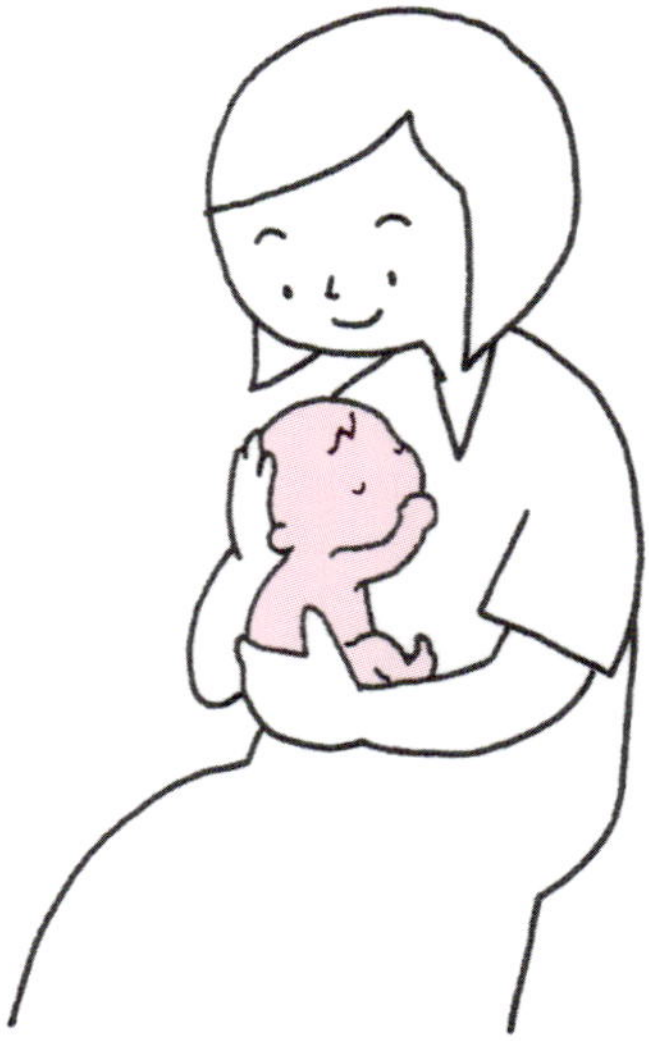

Q44 立会い分娩は可能ですか？

助産師

分娩の瞬間はとても感動的で、パートナーが立ち会ってその感動を共有することは素晴らしいことです。しかし分娩時にパートナーが取り乱してしまうと逆効果です。このような事態を避けるためには、立会い分娩を希望されるパートナーには事前に、出産準備のためのクラスに参加していただきます。なお、当医院では立会い分娩は、パートナーの方のみとなっております。

麻酔科医

諸外国でも、無痛分娩が普及する以前は分娩の現場に男性が立ち会うことは一般的ではありませんでした。アメリカでは、分娩に際しての過剰な医療介入に対する反動として自然分娩を志向する流れの中で、パートナーの協力により痛みをコントロールして分娩を完遂させる方法（ブラッドリー法）なども試みられてきましたが、今日のように立会い分娩が普及したのは、無痛分娩が普及してパートナーが安心して分娩に立ち会えるようになったからです。

しかし、日本では無痛分娩が普及しないのに立会い分娩だけが普及してしまい、立会い分娩が感動の共有ではなく夫婦間のトラブルの原因になってしまうカップルも少なくないようです。

もちろん無痛分娩を選択しなくても分娩時の感動を共有できるカップルも存在するでしょうが、麻酔科医の立場からは立会い分娩を希望される場合には無痛分娩を選択して穏やかな分娩に立ち会ったほうが無用なトラブルを回避できると考えます。

A44

無痛分娩でもパートナーの立会い分娩はできます。

産科医

順天堂医院では、妊娠パートナーの方の立ち会い分娩を推奨しています。これは無痛分娩でも同じですが、他のご家族の立会いは行っていません。

分娩中に緊急帝王切開、器械分娩（吸引分娩、鉗子分娩）や、緊急の処置が必要になった場合、あるいはパートナーが医師・助産師の指示に従えなくなってしまった場合などでは、分娩室の外に出ていただくことがあります＊。

＊：海外では帝王切開でもパートナーの立ち会いが許されていることがありますが、順天堂では、現時点で認めていません。

Q45 計画分娩での無痛分娩の流れについて教えて下さい

産科医

計画分娩とはお母さんの体の中にある分娩のエンジンが自然にかかる前に、医療行為によってエンジンをかけて出産に導く方法です。計画分娩は、内診で子宮口がある程度開いていることを確認してから予定するのが一般的です＊。初産婦さんの計画分娩初日の出産率は五〇％程度ですが、準備ができている経産婦さんでは九〇％以上です。

具体的な方法と流れをご説明しましょう。

通常、子宮収縮薬を開始する前日に入院していただきます。分娩監視装置を装着して赤ちゃんが元気であることを確認したのち、ダイラパンという器具を腟から子宮頸管（子宮の出口）に挿入します（前処置＊）。この器具は周囲の水分を吸収して徐々に膨らみますので、そのまま一晩かけて頸管をゆっくり開大します。挿入時には少し痛みを伴いますが、通常は麻酔を必要としない程度です。

翌朝、ダイラパンを抜いて、また赤ちゃんが元気であることを確認してから、点滴で子宮収縮薬（誘発剤・促進剤）を投与して陣痛を誘発します。子宮収縮

＊：頸管を拡張させるために、バルーンや棒状の拡張器を腟から挿入します。処置自体は数分で終わりますが、挿入時に多少の痛みを伴います。

薬を投与するとすぐに収縮が自覚されますが、最初は痛みを強く感じることはあまりありません。分娩が進行して陣痛が強まってから、痛みも強くなります。したがって、ある程度痛みが強くなった時点で麻酔科医と相談しながら、無痛分娩を開始する時期を決定します。

麻酔科医

前処置は多少の痛みはありますが、ほとんどの場合、麻酔を必要とするほどのものではありませんし、前処置終了後には痛みはすぐに治まります。ですから、この時点から麻酔を導入することはお勧めしません。

なかには前処置がきっかけとなって、そのまま分娩が進行することもありますが、その場合は、たとえ夜間であっても必要となった時点で麻酔を導入しますので安心してください。

誘発当日もいきなりすごい痛みがくるわけではありません。

A45

計画分娩といっても、必ずしも計画通りに進むわけではありません。

Q46

無痛分娩での分娩後に気をつけることはありますか？

麻酔科医

無痛分娩での分娩後は、体力の消耗も少なく元気に活動できることがほとんどですが、麻酔の合併症を見逃さないように注意する必要があります。

赤ちゃんを産んだ次の日ぐらいから頭が痛くなることがまれにあります。頻度は一〇〇〜二〇〇人に一人くらいの割合です。ベッドでじっとしていると良いのですが、身体を起こした時にひどくなるのが特長です。このようなことがあったら、我慢しないで助産師に伝えて、麻酔科医を呼んでもらってください。

さらに頻度はまれですが、背骨のなかで出血してできた血の塊（血腫）が脊髄を圧迫して下半身が麻痺することがあります。頻度は二〇万人に一人くらいの割合で滅多に起こることではありませんが、麻酔を終了したあとも二時間以上、感覚が戻ってこない時や動かない時には、助産師に伝えて麻酔科医を呼んでもらってください。

A46

何か変だと感じたら麻酔科医に連絡してください。

Q47 二人目も無痛分娩にしたほうが良いですか？

助産師

一人目を無痛分娩で産んだ直後の女性が、これならもう一人産めると言われることがあります。助産師としてご本人の希望通りに無痛分娩を提供できて良かったと思える瞬間です。必ずしも二人目も無痛分娩でとは推奨していませんが、ご自身の満足できる分娩方法を選択できるように支援いたします。

経産婦さんは陣痛の発来から出産までの時間が短く「お産が軽い」と言う印象がありますが、短いことと痛くないこととは別の問題です＊。

そのあたりを考慮して、ご自身で選択されることが、満足のいく出産につながるのではないかと考えます。次の出産は、自然分娩で考えるもの良いかもしれません。

産科医

経産婦さんでは初産婦さんに比べて分娩の進行が速く、陣痛も軽い傾向にあります。しかし分娩が急激に進行する分、痛みが急に強くなってパニックになる産婦さんもいます。分娩時間が短いので、周囲から安産と言われることも多いですが、痛みの程度が楽になるとは限りません。

＊：二人目以降の出産では、前回の出産より分娩の進行が速いことが予測されます。しかし、進行が速くなることが陣痛自体を軽くするものではありません。分娩の進行が速くなることで、身体的変化と陣痛の変化に気持ちが追いつかず、大変だったと受け止める方もいらっしゃいます。

麻酔科医

一人目を無痛分娩で出産し、二人目も無痛分娩を希望していたけれど、二人目は非常に安産で、無痛分娩を受けずに良い分娩ができたという女性が何人もいらっしゃいます。

しかし、いざ必要になったときに、いつでも無痛分娩が選択できる医療施設で出産されることをお勧めします。

A47

いつでも無痛分娩が受けられる医療施設を選択しましょう。

第 4 章

無痛分娩について考えましょう

Q48 世界ではどれくらい普及していますか？

麻酔科医

米国やフランスでは、経腟分娩に挑戦する妊婦の八〇％以上が硬膜外麻酔による無痛分娩を受けています。

このような国々では、手術を受けるときに麻酔を受けるのと同様に、当然のように無痛分娩が行われており、無痛分娩を受けないのは、分娩の進行が非常に速く無痛分娩を導入する暇がなかったような場合か、妊婦さん自身が自らの意思で無痛分娩を拒否したような場合です。

その他の先進国でも、無痛分娩の割合は二〇～六〇％と差はありますが、大規模な医療施設では、分娩中に妊婦さんが希望すれば無痛分娩を受けられる環境が整っています。

またアジアの国々でも無痛分娩の割合は一〇～二〇％ですが、経済的に恵まれた妊婦さんや外国人の妊婦さんを対象とした施設の多くでは、無痛分娩がいつでも受けられる環境が整っています（図）。

これに比べて、日本で無痛分娩を受ける妊婦さんの割合は五％以下と、諸外国に比べて非常に低いのが現状です。

A48

多くの国々では、妊婦さんが希望すれば無痛分娩を受けられる環境が整っています。

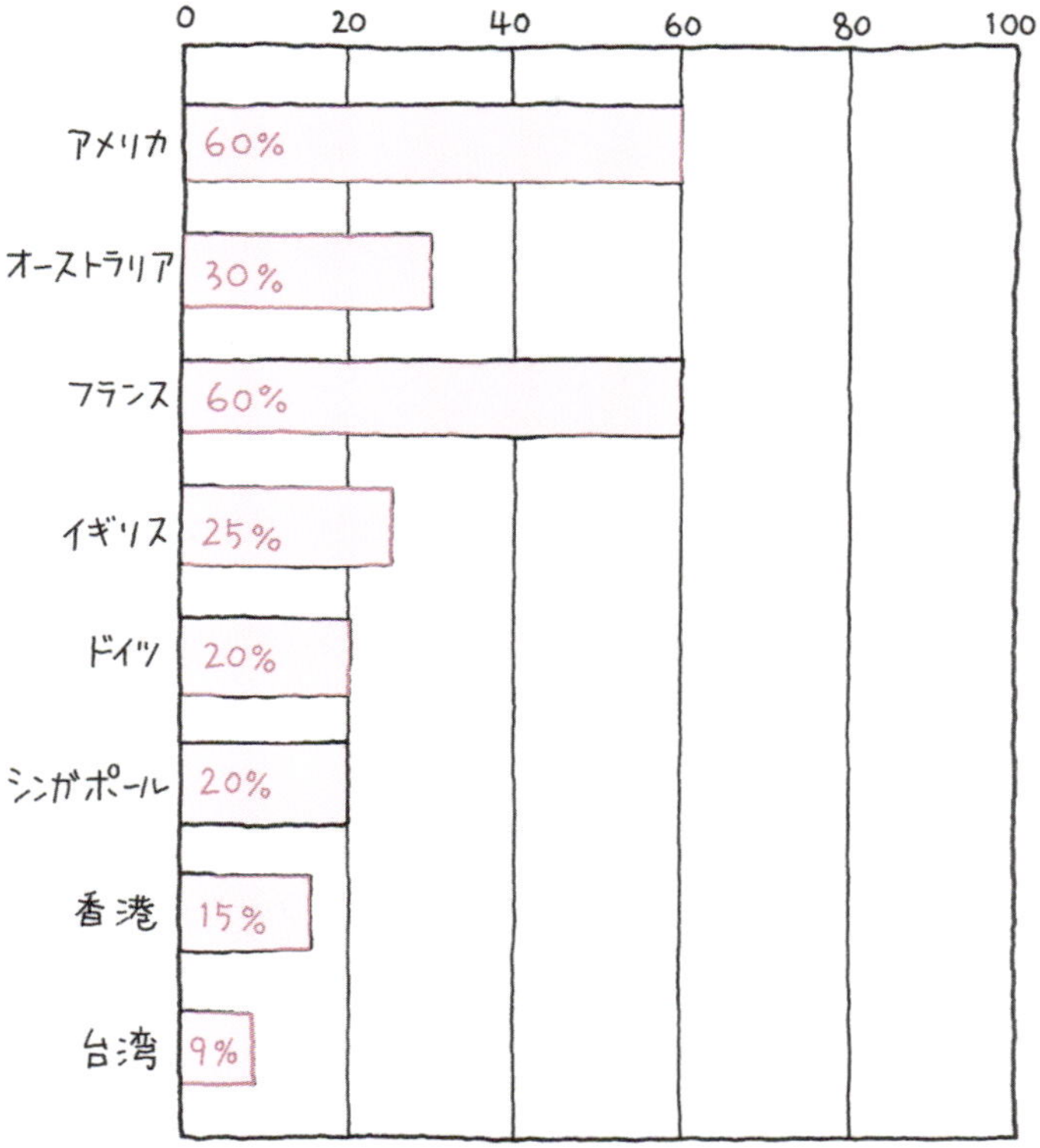

諸外国の無痛分娩の割合

＊：無痛分娩の割合の計算方法には二種類あります。すべての分娩を母数とする場合と、経腟分娩を母数とする場合です。本文中の数字はすべての分娩を母数としています。たとえば、米国では帝王切開が三〇％なので経腟分娩を母数にすれば、無痛分娩の割合は八〇％以上になるのです。

Q49 なぜ日本では無痛分娩が普及しないのでしょう?

産科医

日本では分娩を扱う施設が分散しており、一施設あたりの分娩数が少ないのが特長です。このような施設では、産科医の他に、無痛分娩や緊急帝王切開の麻酔を担当する麻酔科医を確保できないことが、日本で無痛分娩が普及しない最大の原因と思われます。

これに対して無痛分娩が普及している諸外国では、一施設あたりで扱う分娩数が多く、二四時間体制で無痛分娩や緊急帝王切開の麻酔を担当する麻酔科医が院内に待機しています。

しかし日本でも分娩の集約化が進みつつあり、今後は集約化した分娩施設を中心に無痛分娩も普及していくものと期待しています。

助産師

陣痛の痛みを感じて出産することを美徳と考える風潮が、妊婦さんだけでなく助産師の間にも残っているように感じます。しかし質の高い無痛分娩を提供していけば、このような風潮は徐々に変わっていくものと考えます。

無痛分娩のことを正しく理解してひとりひとりの妊婦さんのニーズに沿った分娩の助産介助ができる助産師を育てていくことが、順天堂医院の使命だと考えております。

麻酔科医

日本では麻酔科医が不足していると言われており、無痛分娩を導入しようとしても麻酔科の協力が得られないとの話をよく聞きます。しかし麻酔科医の中にも、帝王切開の麻酔や無痛分娩など、産科麻酔に興味を持っている医師は少なくありません。麻酔科医の不足を嘆くより、麻酔科医が産科麻酔に専従できる環境を整備すれば、麻酔科医全体の数も増えていくかもしれません。

そのためには産科医と助産師からだけでなく妊婦さんからも、いつでも無痛分娩が受けられるような環境整備を要求してください。呼応する麻酔科医は必ずいます。

A49

無痛分娩を希望する妊婦さんの声が、今後、日本で無痛分娩を普及させる原動力になります。

Q50 無痛分娩が受けられる病院はどうやって探せばいいのですか？

産科医

最近では無痛分娩に積極的に取り組んでいる施設も増えてきました。すでに妊娠されている場合は、担当の産科医に相談してみましょう。

助産師

妊婦さんの口コミも大事な情報源です。実際に無痛分娩を経験された方の意見や体験などを聞いてみると良いでしょう。インターネットでも情報収集は可能ですが、匿名のサイトでは偏った意見が喧伝されていることもあるので注意が必要です。

麻酔科医

日本産科麻酔学会のホームページには、無痛分娩を行っている施設の一覧表が掲示されています。これを参考に近くの病院をピックアップして、あとは妊婦さんの口コミや産科の先生からの意見を総合的に判断して病院を選んでください。良い無痛分娩を求めるひとりひとりの妊婦さんの行動が、良い無痛分娩を提供できる施設の数を増やしていく原動力になると考えます。

A50

経験者の口コミや産科医の意見も聞いて、自分の希望に沿った病院を探しましょう。

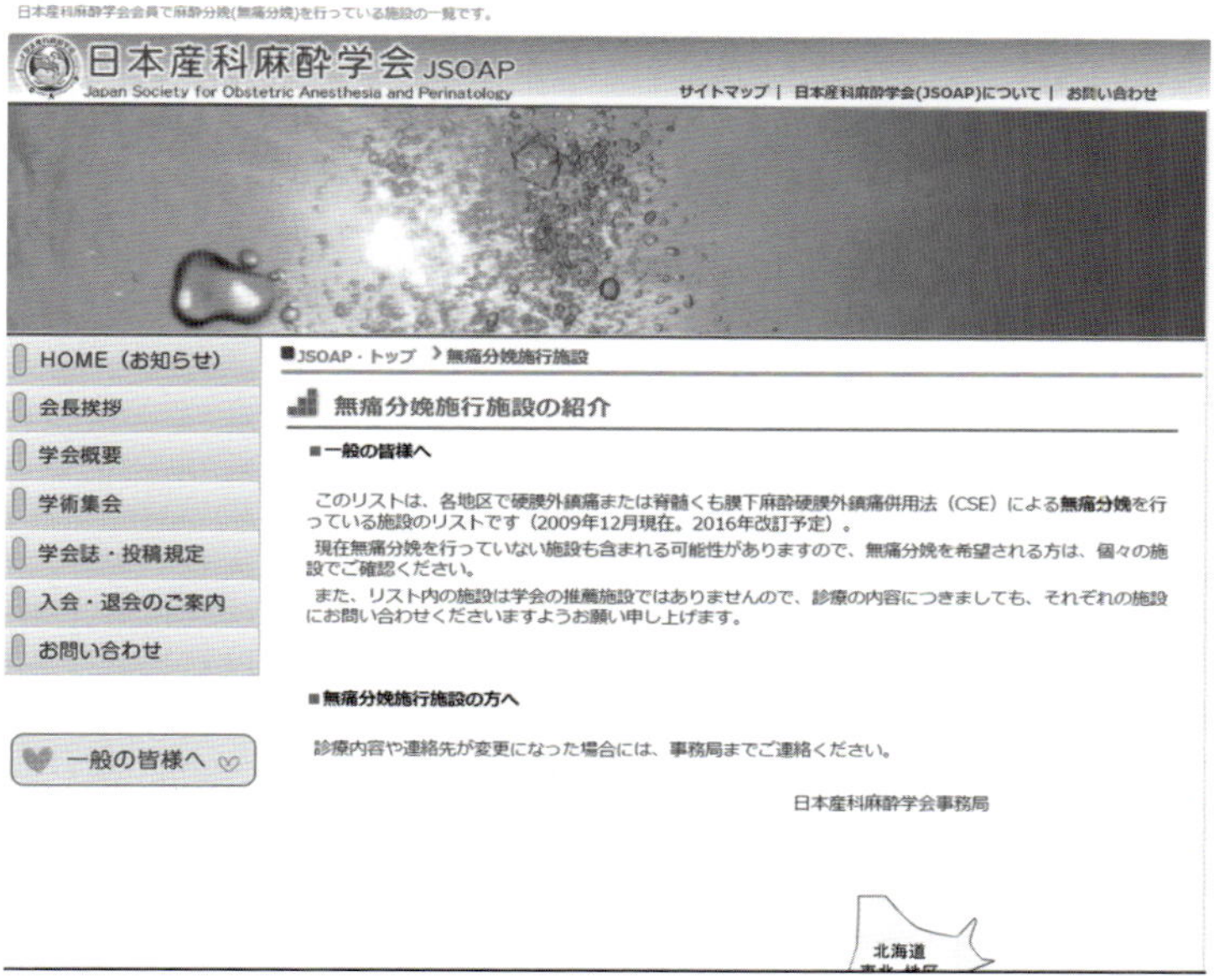

日本産科麻酔学会の無痛分娩施行施設紹介ページ（2016 年改定予定）。北海道・東北地区，関東・甲信越地区，北陸・東海・近畿地区，中国・四国・九州・沖縄地区の４つの区域ごとに施行施設がリストアップされています。

用語の解説（文末の数字は本文掲載頁を示します）

あ

アロマセラピー　エッセンシャルオイルの芳香を用いて分娩時の痛みを和らげる方法（35）

会陰分娩　分娩時に会陰に切開を加え、赤ちゃんを娩出しやすくする方法（53）

会陰裂傷　分娩時に会陰に裂傷を起こすこと（53）

おしるし　赤ちゃんを包んでいる卵膜と子宮壁の間から少量の出血が子宮頸管の粘液と混ざって外に出てくるもの（12）

か

過期産　妊娠 四二週以降の分娩（10）

鉗子分娩　左右一組の大きなスプーンのようなもので赤ちゃんの頭部をはさんで引き出す方法（24）

器械分娩　分娩が進行して子宮口全開大となった後、自然の分娩進行を待つよりも赤ちゃんを早く産んであげたい時に、産科医が経腟分娩のお手伝いをする方法。吸引分娩と鉗子分娩があります（24）

吸引分娩　吸盤のような吸引カップを赤ちゃんの頭部に装着して陰圧をかけながら引き出す方法（25）

計画分娩　お母さんの体の中にあるお産のエンジンが自然に掛かる前に、医療行為によってエンジンをかけて出産に導く方法（26）

血栓性肺塞栓　妊婦さんは分娩時の出血に備えて通常よりも血が固まりやすく、下肢の静脈内に血の塊（血栓）ができることがあります。特にこの血栓が血流に乗って肺に詰まると血栓性肺塞栓といって命に関わる合併症になります（90）

後陣痛（後産）　赤ちゃんを産んだ後、それまで赤ちゃんがいた大きな子宮を元どおりの大きさに戻すための強力な子宮収縮に伴う痛みのこと（90）

硬膜外麻酔　背骨の中の脊髄を保護している硬膜という膜の外側に細い管（硬膜外カテーテル）を留置して、そこから局所麻酔薬と少量の麻薬を投与する方法（36）

硬膜穿刺後頭痛　硬膜外麻酔（ＣＳＥＡも含む）による無痛分娩では、赤ちゃんを産んだ次の日ぐらいから頭痛が起こることがあります。麻酔の際に硬膜が傷ついてその中にある脳脊髄液が漏れるのが原因です（58）

高齢出産　最近は三五歳を過ぎてから初めての出産に臨まれる方も少なくありません（60）

さ

産婦　陣痛が始まってから赤ちゃんを産むまでの間の分娩進行中の女性（13）

子宮口全開大　子宮口が一〇センチまで広がること（14）

子宮収縮薬　人為的に子宮の収縮を起こすための薬剤（30）

周産期麻酔外来　無痛分娩や帝王切開に備えて麻酔科医が外来で妊婦さんを診察します（66）

褥婦　分娩直後の女性（13）

陣発　本来、分娩は然るべき時期がくれば自然に始まるものです。これを自然陣痛の発来（陣発）といいます（68）

正期産　妊娠三七週から四二週未満での分娩（10）

脊椎麻酔　硬膜外麻酔よりもさらに脊髄に近いくも膜下腔に薬剤を投与する方法で、早く確実に効果が現れます（38）

前期破水	分娩が始まる前に赤ちゃんを包んでいる卵膜が破れて羊水が流れ出ることです（12）
前駆陣痛	本格的な陣痛の前に不規則なおなかの張りを感じることです（12）
前処置	ダイラパンという器具を腟から子宮頸管（赤ちゃんの出口）に挿入し、子宮口を広げる処置（28）
早産	妊娠37週未満での分娩（10）

た

同意書	形式的な書類ではなく、十分に説明を受けた上で同意したことを確認するための書類（72）

な

尿閉	分娩後しばらくの間、自分で尿が出せなくなること（尿閉）がありますが、ほとんどの場合、二〜三日で改善します（58）
妊婦	妊娠している女性（13）

は

バースプラン	分娩に関する妊婦さんの希望のこと。すべての希望が実現可能なわけではないので、現実的なバースプランを立てましょう（71）
ビショップスコア	内診の所見（子宮口の開大度、頸管の展退度、児頭の位置、頸管の硬度、子宮口の位置）を13点満点で評価する方法で、8点以上だと誘発が成功しやすいとされています（28）
ブラッドリー法	パートナーの協力により痛みをコントロールして分娩を完遂させる方法（92）

分娩第一期　分娩開始から子宮口全開大までの期間（14）

分娩第二期　子宮口全開大から赤ちゃんが産まれるまで（14）

分娩第三期　赤ちゃんが生まれてから胎盤が出るまでの期間（14）

分娩開始　規則正しい陣痛が一〇分ごとに認められるようになった時点（14）

分娩監視装置　子宮の収縮と赤ちゃんの心拍数を確認するためのモニター（86）

分娩予定日　妊娠する直前の月経（生理）の初日を〇日として起算して、二八〇日目を分娩予定日とします（10）

ら

ラマーズ法（精神予防法）　分娩前の心の準備と呼吸法のトレーニングで分娩の痛みをコントロールする方法（35）

わ

和痛分娩　分娩時の痛みを和らげる分娩方法ですが、無痛分娩と厳密な区別があるわけではありません（44）

英文

ＣＳＥＡ　硬膜外麻酔と脊椎麻酔を組み合わせる方法（38）

ＰＣＡ　患者自己調節鎮痛という意味で、妊婦さんが痛みを感じた時にボタンを押すことにより予め決まった量の麻酔薬が自動的に投与されるシステム（40）

ここまでお付き合いいただき、ありがとうございました。これから「赤ちゃん」を産もうとしていらっしゃる皆さんに、少しでもお役に立てたらと願っています。最後に、なぜ本書の名前を「順天堂式無痛分娩Q＆A50」にしたかをお話ししましょう。

この本のタイトルに「順天堂」を冠した理由は、私たち順天堂が提供している二四時間体制での無痛分娩が、日本ではまだまだ少数派だからです。そもそも日本では無痛分娩自体が十分に普及しておらず、これを提供している施設でも計画分娩を前提にしているところがほとんどです。こうした状況は日本の現状からすれば仕方のないことかもしれないのですが、計画分娩主体の無痛分娩がかえってその普及を妨げている可能性も否めません。

実は順天堂でも、以前は無痛分娩を希望される妊婦さんには計画分娩をお勧めして、産科医が対応していました。しかし、どれほど十分な技術と環境を準備していたとしても、緊急帝王切開など迅速かつ安全な対応を迫られる事態に直面した場合には、より確実な全身管理と安全性が求められます。そこで、自然陣痛発来後の無痛分娩にも専門の麻酔科医が二四時間体制で対応するようになったのです。結果、その質と安全性は飛躍的に向上しました。そして現在、当院における分娩数も無痛分娩の割合も急増しています。

あとがき

この本を出版した最も大きな目的は、これから順天堂で出産される妊婦さんに無痛分娩についてよく知ってもらうことですが、もうひとつ、順天堂以外で出産される妊婦さんにも二四時間体制での無痛分娩の魅力を知ってもらうという大切な目的があります。この本を読まれ、正しい知識を手に入れられた妊婦さんからのリクエストが原動力となって今後、二四時間体制での無痛分娩を始める施設が増えていくことを期待します。

数年後に本書の改訂版が上梓される際には、書名から順天堂の文字が消え「最新式無痛分娩Q＆Ａ50」となっていることを夢見ています。日本の妊婦さんが、二四時間いつでも快適で安全な無痛分娩を受けられるようになることを祈ってやみません。

角倉弘行

二〇一五年一一月

順天堂式《じゅんてんどうしき》 無痛分娩《むつうぶんべん》 Q&A 50《きゅーあんどえー50》　ISBN978-4-905163-12-1　C2047

2015年11月25日　第1版　第1刷発行
2017年　2月25日　第2刷発行
2018年　7月11日　第3刷発行
2020年　2月10日　第4刷発行
2021年　9月　5日　第5刷発行
2023年　5月10日　第6刷発行

定　価　カバーに表示してあります

監修者　竹田《たけだ》 省《さとる》

発行所　株式会社ヌンク
東京都大田区南六郷 2-31-1-216
（1440045）
TEL 03-5744-7187（代）
FAX 03-5744-7179
info@nunc-pub.com
http://www.nunc-pub.com

印刷・製本　（株）加藤文明社印刷所